临床护理常见伦理困境与解析

主编　朱爱勇　卢根娣

科学出版社

北京

内 容 简 介

　　本书着眼于临床护理工作中可能面对的伦理困境，按照生命起始到生命终点，分为生命的孕育与诞生、生命的关怀与照护、生命的衰弱与临终三章；每一章根据护理对象的不同设置主题，每个主题以案例情境导入，引出伦理困境问题，再结合伦理理论进行针对性解析，并在解析之后附知识拓展与拓展阅读模块，供感兴趣的读者进一步阅读。

　　本书来源于临床实践，又落脚于临床实践，与纯理论知识的讲述不同。本书内容生动有趣、全面深入、可读性强，既可作为临床护理工作者的伦理指导手册，也可作为院校护理伦理学的教学参考用书。

图书在版编目（CIP）数据

临床护理常见伦理困境与解析 / 朱爱勇，卢根娣主编. —北京：科学出版社，2021.6

　　ISBN　978-7-03-069179-8

　　Ⅰ. ①临…　Ⅱ. ①朱…　②卢…　Ⅲ. ①护理伦理学　Ⅳ. ① R47-05

中国版本图书馆 CIP 数据核字（2021）第 111367 号

责任编辑：康丽涛　杨卫华 / 责任校对：张小霞
责任印制：肖　兴 / 封面设计：龙　岩

科学出版社 出版
北京东黄城根北街 16 号
邮政编码：100717
http://www.sciencep.com
天津文林印务有限公司 印刷
科学出版社发行　各地新华书店经销
*
2021 年 6 月第　一　版　开本：720×1000　1/16
2021 年 6 月第一次印刷　印张：9 1/4
字数：177 000
定价：58.00 元
（如有印装质量问题，我社负责调换）

序

近年来，随着生命科学和医学的飞速发展，人民群众对于健康的认识和需求不断增加，护理伦理问题也日益凸显。在临床护理实践中，护理人员面临的伦理问题，通常不是简单的对与错、是与非之间的抉择，而是在某些特殊境遇下同时存在两种甚至多种相互冲突的伦理困境，如不同伦理原则的选择困境；不同利益主体的选择困境；不同人际关系的伦理困境；护士职业伦理与角色道德之间的冲突等；若处置不当，则与优质护理服务背道而驰，直接影响临床护理质量与服务满意度。因此，临床护理人员应加强护理伦理知识学习，提升护理伦理决策水平与处置能力，在临床护理服务中彰显人文主义关怀，促进护患关系和谐发展，提升护理服务品质与社会价值。

为了提升临床护理人员的伦理决策水平和伦理问题处置能力，上海中西医结合学会医学伦理专业委员会护理学组组织成员编写了《临床护理常见伦理困境与解析》，编者们均深耕于临床护理、护理管理、护理教育等领域，对于解析和处理护理伦理学问题具有丰富的理论基础和实践经验。他们着眼于临床护理工作中可能面对的伦理困境，按照生命起始到生命终点，分为三章——生命的孕育与诞生、生命的关怀与照护、生命的衰弱与临终；每一章又按照不同护理对象设置节和主题；每个主题设置 2 个案例，内容上以案例情境导入，引出伦理困境问题，结合护理伦理学理论进行针对性解析，并在解析之后附以知识拓展与阅读拓展 2 个模块。

与单纯的理论知识讲述不同，《临床护理常见伦理困境与解析》案例既来源于临床实践，又落脚于临床实践，内容生动有趣、全面深入、可读性强，具有较高的临床借鉴意义。

中国中西医结合学会副会长
上海市中西医结合学会会长

前　　言

　　护理伦理困境是护理人员在面对伦理问题时混淆不清，没有制订令患者及其家属满意的解决方案，或不知采取何种行动时的情景。由于人口老龄化的加剧、疾病谱的更替、医疗资源的短缺、护患价值观的冲突等，护理人员在临床护理工作中可能陷入的伦理困境层出不穷，其决策也越来越困难。因此，本书通过收集临床护理工作中曾经发生的伦理困境事件，将其改编成简洁生动的案例，对关键伦理问题设问，以护理伦理学理论为指导，进行深入浅出的针对性分析，并附"知识拓展"扩充学科知识，提供"拓展阅读"便于深入探究。本书旨在加强护理伦理学的实际应用，提升护理人员的伦理决策水平，为融洽护患关系、提升临床护理质量、彰显护理人文主义关怀、推动护理学科进步发挥积极作用。

　　按照生命起始到生命终点，全书共分为三章。第一章是生命的孕育与诞生，包括生殖技术应用中的护理伦理、围生期的护理伦理、新生儿的护理伦理及生育控制技术应用中的护理伦理。第二章是生命的关怀与照护，分别从成人患者与特殊患者两个角度切入。成人患者围绕其就医过程中的伦理问题又划分为六大主题——门急诊就诊、出入院、辅助检查、药物治疗、护理技术操作和手术治疗；特殊患者的护理伦理囊括了儿科、危重症、肿瘤、传染病和精神疾病患者。第三章是生命的衰弱与临终，不仅纳入了老年患者的护理伦理，而且探讨了临终患者关于安宁疗护、死亡教育和安乐死的护理伦理案例。本书既可以作为医学院校护理学专业师生护理伦理学课程的辅助教材；也可以作为临床护理工作者进行护理伦理决策的指导手册。

　　本书编者主要为上海市中西医结合伦理委员会护理伦理学组全体委员，并由朱惠蓉主任委员和马俊坚候任主任委员担任主审。在本书编写、审定和出版过程中，全体编者精诚合作，充分发挥各自学术和临床优势，严谨求实、传承创新，反复修改书稿内容。本书的编写得到了上海健康医学院、上海曙光医院及各参编单位领导和专家的鼓励与大力支持，在此一并深表谢意！由于编者水平有限，难免有疏漏和不妥之处，恳请广大读者勿吝赐教。

编　者

2021 年 1 月

目　　录

第一章　生命的孕育与诞生

第一节　生殖技术应用中的护理伦理

案例情景 1

邢女士，28 岁，身高 163cm，体重 50kg，体重指数（BMI）为 18.8kg/m²。夫妇婚后性生活正常，未避孕未孕 2 年余。患者夫妇至生殖中心检查，女方经 B 超检查提示双卵巢多囊样改变，男方诊断为重度少弱畸精症，拟行卵胞质内单精子注射（intra-cytoplasmic sperm injection，ICSI）治疗。给予常规短效长方案促排卵，小剂量促性腺激素（gonadotropins，Gn）启动，取卵当日获卵 22 枚，正常受精 15 枚，卵裂期优质胚胎 12 枚。移植当日患者自述腹胀、胸闷，B 超检查示盆腔积液 30mm，右侧卵巢的大小为 10cm×9cm，左侧卵巢的大小为 12cm×7cm，血常规示血细胞比容 50%。考虑卵巢过度刺激，取消鲜胚移植，给予全胚冷冻，并给予白蛋白针、羟乙基淀粉 130/0.4 氯化钠注射液（万汶）行补充血浆胶体浓度处理，症状无明显改善，为进一步诊治，门诊拟以"重度卵巢过度刺激综合征"（ovarian hyperstimulation syndrome，OHSS）收治入院，予以白蛋白针、万汶针补充血浆胶体浓度，阿司匹林抗血小板凝集等治疗。患者及其家属知晓卵巢过度刺激综合征是促排卵的并发症后，埋怨道："早知道就不取这么多卵了。"腹胀、胸闷、不能平卧、呼吸困难等症状让邢女士感到极度恐惧，担心疾病不能治愈，生命受到威胁。此外，每天输注白蛋白等药物也是一笔不小的费用，家属对此颇有怨言。

案例思考

1. 对于邢女士目前的情况，最重要的护理是什么？
2. 从此案例中，分析超促排卵技术存在什么伦理争议。

案例解析

1. 邢女士在促排卵期间看到有些患者一次只能取 1～2 个卵泡，需多次取卵时，非常庆幸自己能在促排卵治疗下一次性获卵 22 枚。因此，邢女士对于促排过程中出现的卵巢增大导致的腹胀可以忍受，认为一次能够多取卵子是值得的，对于最终获得的卵泡数和胚胎数也感到满意。但是，当出现促排卵并发症，且临床症状越来越明显，治疗效果不佳时，邢女士及其家属心理发生变化，对于当初的选择表示后悔，并埋怨医务人员给其取卵数量过多，导致临床并发症及医疗费用增多，出现了紧张和焦虑情绪。此时医务人员应告知患者卵巢过度刺激综合征是人类辅助生殖技术（assisted reproductive technology，ART）周期中由控制性超促排卵技术的应用引起的最常见且最具潜在危险的医源性并发症，是一种人体对促排卵药物产生的过度反应，是双侧卵巢增大、卵巢多卵泡发育、体内雌激素过高、毛细血管通透性增加、体液和蛋白外渗进入第三间隙引起的一系列临床症状的并发症，严重时会导致患者出现血液浓缩、胸腔积液、腹腔积液、肝肾功能损害、血栓形成、成人呼吸窘迫综合征等，甚至危及生命。邢女士因为年轻、体型瘦、双卵巢多囊样改变，属 OHSS 的高危人群，即使使用小剂量的 Gn 启动也容易导致 OHSS 的发生，医护人员应在治疗前向患者及其家属介绍用药方案、用药效果及可能发生的并发症，以供患者及其家属选择并使其做好心理准备。由于 OHSS 的发病机制尚未完全阐明，缺乏明确有效的治疗方法，目前仅限于对症支持治疗，最大限度地改善患者的症状以避免严重并发症的发生。此外，医务人员应稳定患者情绪，用通俗易懂的语言针对性地向患者及其家属讲解 OHSS 发病机制和特点，给予患者精神鼓励，帮助其树立战胜疾病的信心和勇气，使其配合治疗和护理；在生活上要做到主动关心患者，耐心答疑，同时向患者介绍治疗成功的病例，让患者及其家属体会到医护人员的关心与重视，逐步消除紧张及恐惧心理。

2. 控制性超促排卵是辅助生殖技术中不可或缺的步骤，该技术的应用使得同一月经周期中多个卵泡发育，可以获取多个卵子，从而发育成多个胚胎，同时多个胚胎的冷冻保存增加了再次复苏胚胎移植的妊娠机会，从而进一步提高临床妊娠率。但控制性超促排卵术使用超生理剂量的促排卵药物，诱导多个卵泡发育，对女性造成了不良影响，包括卵巢过度刺激征等；对卵母细胞的刺激导致减数分裂、表观遗传修饰和遗传物质不稳定，内分泌环境对胚胎着床产生不利影响；多次注射和疼痛给患者带来的心理压力和恐惧；昂贵的药费给患者增加了沉重的经济负担，大量药物应用对女性健康造成潜在的远期风险等。这些高风险和高代价换来的所谓高妊娠率，这一严肃的伦理问题值得从事辅助生殖技术的机构和医务工作者思考。

因此，需要慎重思考超促排卵这一技术是否对助孕人群均适合且必需。其实施过程中的机制、风险、费用、疗效评价等方面的矛盾冲突，需要从伦理学方面分析探讨超促排卵技术的适应证，以及由此产生的冻卵冻胚的处置、多胎的发生、患者的身心健康和经济负担等问题。从伦理学的角度，根据保护后代原则、严防商业化原则、严禁技术滥用原则，应认真权衡促排卵对辅助生殖技术带来的利和弊，树立以患者为中心的基本理念，考虑患者的根本利益和安全。根据不伤害原则、最优化原则的伦理观点，针对患者的个体情况，尽量使用对患者刺激较小的促排卵方案，降低药物剂量，控制对卵巢的刺激，及早预防卵巢过度刺激的发生，在尽可能降低母体风险的前提下，获得合理数目的高质量卵母细胞，以提高体外受精-胚胎移植（in vitro fertilization and embryo transfer，IVF-ET）的妊娠率，将单胎、足月、活产、母亲舒适、子代健康作为 IVF 技术的成功指标。

知识拓展

超促排卵技术

控制性超促排卵是 IVF-ET 技术中的常规步骤，对 IVF-ET 的开展起到重要作用，可明显提高妊娠率和体外受精技术的可控率。生殖医学 30 余年的迅速发展，使得体外受精的胚胎着床率和临床妊娠率已趋稳定。当前辅助生殖技术更多地关注如何降低并发症、获得宫腔内的单胚胎妊娠、分娩一个健康的孩子。对控制性卵巢刺激方案更强调个体化应用，预防并发症。对于超促排卵方案的个体化选择及调整，主要是在个体化应用降调节促排卵方案之前较好地预测卵巢储备功能，将患者分为高反应、中反应和低反应，从而选择不同卵巢刺激方案。另外，超促排卵方案的各个环节根据不同的情况可以进行必要的调整。除整个治疗方案使用前的设计外，在同一周期应随时根据情况的变化对药物的使用进行调整。在进行调整时应对以下问题加以考虑，包括各种药物作用的差异、患者对超促排卵的反应性、患者的年龄及其他病理情况等。常用超促排卵治疗方案有长方案（短效长方案、长效长方案）、短方案、拮抗剂方案、微刺激方案、促性腺激素释放激素激动剂预治疗及超长方案等，其效果受诸多因素的影响，如患者的年龄、卵巢功能、身高、体重、情绪及环境等，医生需根据患者的年龄、基础内分泌测定及 B 超下窦状卵泡的数目来确定用药方案。

拓展阅读

涂玲，卢光琇，2012. 控制生命的按钮：生殖伦理［M］. 上海：上海科技教育出版社.

案例情景 2

陆女士，29 岁，身高 164cm，体重 59.4kg，BMI 为 22.1kg/m²。夫妇婚后性生活正常，未避孕未孕 3 年余。患者夫妇至生殖中心检查，女方输卵管造影提示双侧输卵管通而极不畅，男方诊断为重度少弱畸精症，拟行 ICSI 治疗。给予常规短效长方案促排卵，取卵日获卵 12 枚，正常受精 10 枚，卵裂期优质胚胎 6 枚，新鲜周期移植 2 枚优质胚胎，移植 14 天血妊娠试验提示已孕，移植后 35 天 B 超提示双孕囊三胎，患者夫妇很开心地告诉医生自己"中奖了"，而医生则要求患者行多胎妊娠减胎术，患者及其家属犹豫了，不知道如何是好，该不该减胎呢？

案例思考

1. 对于陆女士目前的情况，医务人员应如何与患者沟通，让患者自愿接受多胎妊娠减胎手术？

2. 如何在助孕技术中控制多胎妊娠的发生，思考多胎妊娠与减胎存在什么伦理争议？

案例解析

1. 多胎妊娠是指一次妊娠子宫腔内同时有 2 个或 2 个以上的胎儿，是超促排卵和 IVF-ET 等辅助生殖技术常见的医源性并发症之一。多胎妊娠在产科属于高危妊娠的范畴，给母亲和胎儿均造成很大风险。多胎妊娠的妇女更易出现妊娠期高血压疾病、产后出血、妊娠期糖尿病等产科并发症，并且晚期流产率、早产率及围生儿患病率和病死率均明显高于单胎妊娠妇女。此外，多胎妊娠的医疗和抚育费用比单胎妊娠高出 9~200 倍，给家庭和社会带来沉重的负担。而辅助生殖技术中多胎妊娠的发生仍是目前难以避免的问题，2003 年卫生部《人类辅助生殖技术规范》规定：对多胎妊娠必须实施减胎术，避免双胎、严禁三胎和三胎以上的妊娠分娩。因此，发展多胎妊娠减胎术成为重要的补救方法。

选择性减胎术是从优生观点实现母婴统一管理的手术，多用于三胎或三胎以上的妊娠，在妊娠早期选择性减少一定数量的胚胎，一般保留 1 个或 2 个正常的胚胎，使其健康发育生长，减少孕期母儿并发症。减胎的手术方法主要有经阴道减胎术和经腹部减胎术。经阴道减胎术一般在妊娠 7~8 周实施，因为此时实行手术相对安全，且母体并发症较少；经腹部穿刺减胎在妊娠 11~14 周实施能获得较好的成功率，且此时胚胎发育可对比性及可选择性较佳。原则上选择位置便于穿刺操作、发育相对较差而对其他胎儿干扰少的胎儿为减胎对象。减灭胚胎的方法可分为机械破坏、抽吸胚胎、胎心注射杀胚药物，多项研究显示经阴道抽吸胚胎的安全性及有效性更佳。

患者夫妇婚后未避孕未孕 3 年余，盼子心切，经过艰辛治疗终于怀孕，本身还沉浸在多胎的喜悦中，此时医生让患者和家属接受减胎术，患者担心会流产，且恐惧疼痛，同时怀有侥幸心理，认为有可能不会出现问题，从而拒绝手术。因此，医护人员应向患者及其家属详细解释多胎妊娠的潜在风险、多胎妊娠减胎术的必要性和可能的风险；同时讲解减胎术的方法和过程，列举成功的病例，消除患者的恐惧心理，使患者和家属自愿接受减胎术。

2. 由于多胎妊娠的危害，医疗减胎技术在一些国家是合法并且受到推荐的。任何从事 IVF 技术的医疗机构必须具备可以进行减胎技术的资质，并承担所属地区进行多胎减胎医疗服务的义务。但减胎术毕竟是一个伤害性的手术干预，存在一定的风险，可能导致患者发生流产、早产、出血和感染，以及一次减胎失败需再次减胎等并发症。不孕夫妇通常会存在多年未孕的负性体验，经过多年的奔波治疗终于成功妊娠后再进行强制减胎可能有违患者和家属的意愿。因此，辅助生殖技术出现的多胎妊娠及减胎，导致不孕夫妇生育权利、生育风险、子代风险及减胎风险等方面之间的伦理冲突，减胎术应被视为控制多胎妊娠失败的补救措施，而不能作为多胎妊娠的"保驾"良方。在许多西方国家，尤其是禁止人工流产和减胎术的国家已开始通过采用选择性单胚胎移植的方法来避免医源性多胎妊娠和减胎术的使用。由于中国国情、传统观念、利益驱动和评估体系的影响，目前选择性单胚胎移植方案在中国还没有被广泛采纳，但随着辅助生殖技术的提高和人类伦理观念的不断进步，相信选择性单胚胎移植会逐渐得到医患双方的普遍认可而不断被扩大应用。

知识拓展

多 胎 妊 娠

IVF 技术诞生的 40 余年来，临床和实验室技术不断提高，但是每个胚胎产生活产的比例并没有显著改善，即使获得高质量胚胎，继后在植入、着床、妊娠等环节上还可能出现失败。因此，理论上妊娠率与移植胚胎的数量呈正相关，所以为了提高体外受精的成功率，医务工作者常通过多移植胚胎来达到提高妊娠率的目的。由此会产生一个严重的临床后果，即多胎妊娠（含双胎妊娠）的发生。在自然受孕中，仅约 1% 的夫妇可能获得双胎妊娠，但是通过移植数个胚胎得到的多胎妊娠是人为的结果，称为医源性多胎。

多胎妊娠难以控制的原因，一方面是不孕不育患者对多胎妊娠的风险缺乏基本的认识，他们经历了多年不孕不育的痛苦，对拥有孩子的渴望异常强烈，使得他们忽视了安全问题，认为只要获得妊娠就达到了目的，甚至盼望双胎或多胎妊娠；另一方面，一些夫妇为了规避国家生育政策的限制，通过获得双胎或多胎使得妊娠的"利益"达到最大化。更重要的方面是医生为追求妊娠率而忽略多胎妊娠风险。因此，在实施辅助生殖技术的过程中，尤其是在多胎问题上，医患之间的沟通十分重要，医生要充分告知患者多胎妊娠所带来的风险。

2003 年欧洲生殖学会把双胎妊娠定义为 IVF 技术的并发症，根据严防医源性疾病传播原则、不伤害原则、双重效应原则、最优化原则的伦理思想，国际上多个学术团体纷纷制订指南和规定，以降低每周期移植胚胎的数目，并大力推广单胚胎移植的移植策略，有的国家通过实行强制性规定，使单胚胎移植周期的比例达到70%。

我国于2003年由卫生部颁发的176号文件规定：每周期移植胚胎总数不得超过3个，其中35周岁以下妇女第一次助孕周期移植胚胎数不得超过2个。因此，多胎妊娠难以避免，而多胎妊娠对母子的生命健康造成极大威胁，会增加流产、早产、妊娠期高血压疾病、产后出血等多种产科并发症；会增加胎儿宫内发育迟缓、低体重、小于胎龄儿、新生儿死亡率升高等诸多风险；也给社会增加沉重的负担。因此，从双重效益原则出发，《人类辅助生殖技术规范》规定：对多胎妊娠必须实施减胎术，避免双胎、严禁三胎和三胎以上的妊娠分娩。

近年来，许多生殖中心已经逐步移植1~2枚胚胎，国内外的多胎妊娠率已经出现逐年下降的趋势，单胚胎移植已经成为IVF技术未来的目标。为了降低多胎妊娠的发生，而不影响临床妊娠率，目前许多专家提出了采用计算每取卵周期的累积妊娠率来统计IVF技术的成功指标，提高冷冻胚胎的比例，推荐分次移植的策略，不降低每个胚胎的妊娠率，但可以显著降低多胎妊娠的发生。

拓展阅读

思科鲁特，2018.永生的海拉：改变人类医学史的海拉细胞及其主人的生命故事［M］.刘旸，译.桂林：广西师范大学出版社.

（彭　飞）

第二节　围生期的护理伦理

案例情景1

患者李女士，在门诊检查室准备接受人工流产手术，患者遵医嘱脱去衣物，平卧于检查床上，并告知医护人员已做好准备。约1分钟后，医护人员推门而入，接着对外面招呼道："你们都进来。"随后十余名见习医生身着工作服鱼贯而入，面对这一突如其来的变故，患者李女士感到无比难堪，强自镇静后，李女士要求无关人员离开检查室。医护人员说他们都是见习医生，并非无关人员，并要求李女士躺好，配合医生检查。接着医护人员一边指着她的身体，一边向见习医生介绍各部位的名称特征，其间个别见习医生在听讲时发出笑声。事后，气愤难平的李女士找到当事医护人员理论，有见习医生学习为什么不提前告知，以便自己做好心理准备。而医生告知"没必要"，护士则干脆对李女士说："患者在医院就没有隐私权。"李女士以医院及当事医护人员侵犯了自己的隐私权为由，将医院及当事人告上法庭，要求医院和当事医护人员公开赔礼道歉，并赔偿精神损失费1万元。

案例思考

1. 请问上述案例中，医护人员侵犯了患者的什么权利？

2. 如果您是李女士的责任护士，您会如何与其沟通交流？通过沟通交流，您希望达成什么样的护理共识？

案例解析

1. 隐私权又称为生活秘密权，是指公民享有对与社会公共利益无关的个人秘密、私人活动和私有领域进行支配、禁止他人干涉的一种人格权。患者的隐私包括：①由于医疗上的需要，有时需将许多平时不愿向他人透露的隐私（病史、接触史等），转而向医护人员透露；②患者有时候需要暴露身体某一部分，甚至是敏感部位，以供医护人员检查或治疗；③病情诊断等。案例中医护人员在没有征得患者同意的情况下就让见习医生进入检查室并向他们介绍患者身体各部位的特征，这侵犯了患者的隐私权。

2. 案例中医护人员应事先告知患者，并晓之以理，告知李女士，她所就诊的医院是一家教学医院，她在享有教学医院先进的诊疗服务的同时有义务协助医护人员完成常规教学任务，并告知李女士临床见习对于医生成长的重要意义，感谢她为医学事业所做的贡献，以取得患者同意并积极配合；同时要关心爱护患者，取得患者的信任；在诊疗过程中使用屏风遮挡、活动帘隔离等措施尽量保护患者的隐私权；事先告知患者此次见习医生的数量，在征求患者同意的同时可减轻患者的心理压力；告诫见习医生在患者面前不允许讨论与病情无关的话题，不允许窃窃私语；妇产科疾病、性病等疾病示教过程中，应避免在患者面前详细讲解。

在医疗决策过程或处置过程中，医护人员有维护患者隐私的义务，这是尊重患者并取得患者信任的基础。具有自主能力的患者，应有权决定其个人隐私被使用的范围及时机。

知识拓展

妇产科患者护理中的伦理问题

妇产科疾病病种相对较少，但妇产科患者所涉及的心理学、社会学及医学伦理学等方面的问题通常较为复杂。如何分析妇产科患者的心理特点、疾病特点及社会相关因素，梳理护理中所存在的医学伦理问题并采取相应的对策，在"以患者为中心"的护理模式下显得尤为重要。

妇产科患者的特点：危重患者较常见，隐私性较强，心理问题较严重，社会问题较突出，肿瘤患者较多。

妇产科患者护理过程中存在的伦理问题：不尊重患者的人格，不尊重患者的隐私权，医学伦理学知识匮乏，不能严格履行护理道德义务，少数护理人员职业素质欠佳，个别护理人员职业道德低下。

妇产科患者护理中的伦理要求：要尊重患者的知情同意权，要尊重患者人格，要尊重患者的隐私权，提高业务素质，增强"慎独"意识，加强护理道德教育。

随着生物-心理-社会医学模式的改变，护理伦理问题也变得越来越复杂，尤其是妇产科伦理问题更为突出。因此，护理人员必须努力学习法律和伦理学知识，提高自身的道德修养和素质，才能在保护自己的同时，更好地维护患者的合法权益，尽可能避免医疗纠纷的发生。

拓展阅读

希波克拉底，2004. 希波克拉底誓言：警诫人类的古希腊职业道德圣典［M］. 慕彦臣，译. 北京：中国财经出版社.

案例情景 2

产妇王女士，剖宫产后第 6 天，医师查看相关检查结果均在正常范围内，开具出院医嘱，并告知患者及其家属次日可以出院。患者丈夫、婆婆与产妇商量后，想于当日提前出院，而床位医师在手术中未在病区，其丈夫与责任护士协商能否先行请假回家，等次日再来院办理出院手续。责任护士告知患者丈夫：在未结清住院费用之前，患者不可以离院。患者丈夫表明，此次住院由患者所在单位以支票形式支付，不存在拖欠住院费用的可能，并就此事宜与相关部门进行通话，给予证实。但责任护士坚持执行医院规章制度，在患者结清住院费用前不允许患者离院，同时为阻止患者及其家属自行离院，责任护士将产妇与孩子强行分离。产妇为此与责任护士发生争执。

案例思考

1. 对于产妇王女士一家的特殊要求，接下来什么样的医疗照护对她会有帮助？

2. 如果您是她的责任护士，您会如何与王女士及其家属沟通交流？通过沟通交流，您希望取得什么样的护理共识？

案例解析

1. 若患者的住院费用已缴清，在身体状况允许并且患者强烈要求回家的情况下，尊重患者的决定是最符合此时患者利益的行为。

客观来说，在医生没有开具出院单的情况下，产妇要求出院确实不利于责任护士的管理，即使可以通过向护士长或值班医生请假等方式解决这个问题，责任护士在心理上也倾向不同意患者及其家属的要求以减少不必要的麻烦。其他可供选择的方法：医生与患者和家属协商，让其签订对自己行为负责的相关文件。

2. 护患关系指护理人员与患者在医疗、护理活动中建立起来的人际关系。它建立在护理人员与患者双方交往的基础上，这种交往是以患者为中心的各种信息交流和双向作用的过程。在这一过程中，双方都要遵守护患关系伦理，从而更好地保障患者的身心健康。其核心是尊重彼此的权利和履行相互的平等享受医疗的权利。

尊重患者的权利和义务，患者有个人隐私和个人尊严获得保护的权利，有参与决定个人健康的权利，以及服务选择权。

知识拓展

妇产科患者护理伦理规范

护理特点：服务对象特殊，患者心理特殊，护理责任重大，护理涉及面广，护理技术要求高。

妇产科患者护理伦理规范：态度诚恳，和蔼可亲；行为端庄，作风严谨；掌握心理，耐心指导；工作认真，精益求精；敏捷果断，敢担风险；保守秘密，勿露隐私。

拓展阅读

陈妍，梁伟业，2016. 从《大医精诚》论医学人文精神［J］. 中国医学人文，2（8）：12-14.

（叶　萌）

第三节　新生儿的护理伦理

案例情景1

宝宝是每一个家庭爱的延续，新生命的降临为家庭带来了喜悦和希望。然而，并不是每一个宝宝都能够平安降临，他们有的早产，有的因呛入胎粪羊水，并发了严重的肺部感染。此案例介绍的是一位新生儿缺氧缺血性脑病（hypoxic-ischemic encephalopathy，HIE）宝宝，因为家人在产妇难产的情况下依然执意要求顺产，胎儿宫内缺氧时间过久发生了 HIE。

患儿在被送入新生儿重症监护病房（neonatal intensive care unit，NICU）时，四肢及口唇发绀，在未吸氧的状态下，监护仪显示患儿的 SPO_2 只有 80%。经过医护人员的救治，患儿暂时脱离了危险，被安置在亚低温治疗的辐射床上。在随后医生与家属的沟通中，家属多次表示家庭经济困难，对于救治的费用特别担忧。当医生告知家属 HIE 的患儿在预后方面的相关问题时，家属果断地做出抉择——放弃治疗。

案例思考

1. 这场人伦悲剧，是否在一开始的时候就有可能避免呢？

2. 在救治高危新生儿的过程中，医护人员要注意些什么？

3. 作为医护人员，应如何维护有缺陷新生儿的权益？

案例解析

1. 这是一场本可以避免的人伦悲剧。产科医生在发生产妇难产劝导家属签字执行剖宫产手术时，患儿的爸爸和奶奶执意反对剖宫产。尤其是奶奶极力反对，在她的观念里生产是一件再简单不过的事情，是一个自然的生理过程，不需要花冤枉钱进行剖宫产，而且认为无论在什么情况下，顺产都是最好的选择。此外，家庭经济困难可能也是造成这场悲剧的重要原因，在产科医师明确告知监护人患儿有可能面临的各种风险时，他们依然不改初衷。由此可见，如果家人能够在产妇难产的紧急时刻，选择接受产科医师建议，及时行剖宫产手术，患儿就不会因长时间缺血缺氧而罹患 HIE。所以，这是一场本有可能避免的悲剧。

2. 在患儿被收治 NICU 时，医护人员一定是尽力救治，但在救治的过程中肯定会产生各种费用，对于这个本就不富裕的家庭来说无疑是雪上加霜。那么，医师在开具医嘱时，是否会考虑到药价的问题？是否可以用性价比相对较高的国产药替代昂贵的进口药？在针对患儿疾病的预后谈话上，医师该如何跟家属沟通呢？用怎样的方式能够让家属清晰、易懂也易于接受呢？高危新生儿的临床救治的伦理思考中包括知情谈话、知情选择、知情同意。我国《民法典》规定，无行为能力的人需要确定其监护人。新生儿没有自主选择能力，监护人是其父母或直系亲属，所以对高危新生儿的救治，只有监护人才能做出最终的选择和决策。陈小平等在其研究中指出，由于救治高危新生儿关乎人命和涉及医学伦理道德一系列相关问题，因此新生儿的监护人在履行这项职权时一个至关重要的前提就是要有明确的知情告知。其中，知情告知的主要途径是知情谈话。第一，知情谈话过程中医护人员提供给高危新生儿监护人的大量医学信息是其监护人做出最终决策的重要参考依据，这就要求知情谈话内容必须合法、客观、公正、科学。第二，知情谈话的方式在一定程度上也会影响监护人的判断。临床上经常遇到监护人误解预后信息，并要求院方、医护人员保证继续积极抢救，拒绝接受潜在的预后风险，导致医护人员往往会向其监护人反复强调预后的不确定性，特别是个体预后的极端性，这一点又往往会使其监护人仅存的些许希望彻底破灭，剥夺患儿存活的一线生机。第三，临床上还经常出现这样一些案例：监护人基于对医护人员的信任，要求主管医师代为决策，甚或请求建议性决策。所有这些现象的出现均对知情谈话医护人员提出了高标准、严要求。要求医护人员能系统、详细地评估患儿的生命基础状态，既要权衡干预措施在患儿治疗中造成的身心创伤和痛苦、患儿的生命权益、患儿监护人精神和经济双重负担，还需要考虑患儿长期存活的生命质量并事先解除医疗纠纷隐患。

3. 救治抑或是放弃有缺陷新生儿，一直以来都是生命伦理学的经典问题。作为专业的临床医护人员，我们拥有先进的医疗设备和精湛的医疗技术，可以救活这些高危患儿。然而，也仅仅停留在"救活"这个层面，而患儿今后的医疗费用和抚养费用仍是一笔不小的支出，关于重度 HIE 的患儿在今后的生长发育问题甚至是生活自理问题上，谁都无法给予明确的答案，也无法帮助其监护人做出抉择。一直以来都存在着道义论与功利论的思想激辩，持道义论者认为，任何生命都是神圣不可侵犯的，维护生命权是无条件的，不论这种生命是以什么样的形式存在，均主张不惜一切代价进行抢救，不去考虑救治的效果及由救治带来的任何附加问题。功利论者则主张将生命的价值和质量作为道德选择的尺度，如果一个生命所蕴含的对自身和他人及社会的价值极低时，那么对其进行舍弃就是合乎道德的。因为即使是依靠现代医学技术对其进行基础生命支持甚或高级生命支持也不会给家庭和社会带来更多价值，只会成为家庭和社会的负担。

这些问题的矛盾点在于，争分夺秒的高危新生儿临床救治必须要有患儿监护人的知情选择和知情同意，无论是功利论还是道义论，是救治还是放弃，都必须有所抉择。伦理道德的选择在临床实践中往往难以两全其美。临床救治的个体差异性和案例极端性往往使知情谈话预后难测，这就与患儿监护人在进一步配合治疗下有所升高的预后希望形成了反差。一旦抢救失败，监护人情感崩溃的可能性增大，甚至引发医患冲突。而如果医护人员为规避医疗纠纷风险，夸大病情干扰监护人意愿使其直接做出放弃治疗的决策，就涉嫌严重违法，不符合社会伦理道德的原则。较为普遍的观点是，对于无医疗救治价值的严重缺陷新生儿，放弃治疗并借助人为手段尽可能减少其痛苦，使其安然地离世，这是符合患儿本身利益的最佳处置方式。然而由于现阶段缺少明确的立法保障，因此这种方式虽然在伦理上能够得到论证，但在临床实施中并未行得通。对高危新生儿究竟是争分夺秒积极抢救、对症支持，还是与监护人知情谈话放弃治疗，甚或抢救无效终止治疗而宣布死亡，这些都是社会伦理道德甚至法律的难题。这些长久的困惑和延续的争论，给患儿监护人、医护人员、医院和司法部门带来了严峻挑战。虽然生命人道主义论和社会医学功利论的处置方式各有所长，但不可否认的是两者都在不同程度上存在缺陷。当今社会面临的医学伦理问题，不仅仅局限于重度 HIE 患儿的预后问题，还有很多有着严重缺陷的新生儿，如无脑儿、严重脊柱裂、严重先天性心脏病的新生儿。对于这些有严重缺陷新生儿应及时处置，不延长其痛苦，不延长其生命，避免无意义的、不幸的生活，才是符合患儿自身利益的。越来越多的父母认识到，抚养一个有严重缺陷的孩子从经济方面和精神方面都投入巨大，给家庭和社会带来了沉重的负担。

一般缺陷儿如一般先天性心脏病、膈疝、气管食管瘘、鼻后孔闭锁、肛门闭锁、单纯唇裂等，可以通过现代医疗技术进行手术及康复治疗，使这部分新生儿有质量的生存。这类有缺陷新生儿与正常人有同等的权利，不能因其他原因不予以救治而放弃。必须防止家长以家庭或社会的利益为理由不公正地对待一般缺陷的新生儿，所以要制定法规和操作标准，以保护新生儿应得的权益。

对于无决断能力的新生儿而言，父母应该是患儿利益的最忠实的代表，但从本案例中可以看出，其实不然。由于经济、知识、生命价值观及对子女较高健康期望等诸多因素的影响，家长不一定总能代表患儿的利益而做出合理的选择，他们的决定可能会使患儿得不到医治，甚至失去生存的机会。

医护人员慎重处置有缺陷新生儿应当遵循的伦理原则为：①尊重原则，尊重生命权益是维系人类社会共同体的道德基础，社会共同体成员只有对他者权益的尊重，自身权益才能得到道德辩护；②有利原则，维护有缺陷新生儿的生命权益本质上是社会同情原则的普遍运用。作为普遍性原则，有利原则应当惠及有缺陷新生儿，维护一个社会共同体存在的合理性。

要正确对待有缺陷新生儿，社会、家庭、医疗单位都要做出努力，但相应的立法是使有缺陷新生儿的处置变得更加规范化、法制化的根本保障。

知识拓展

关于有缺陷新生儿的处置问题

我国新生儿医学事业近十年发展迅速。在这十年中，随着我国二、三级医院新生儿重症监护中心和转运系统的建立、健全，呼吸机辅助通气和肺表面活性物质治疗技术的普及、发展，全国新生儿窒息复苏培训等项目日益系统、完善，新生儿特别是高危新生儿的成活率得到了明显提高。但是，随着生物医学"健康和疾病的发育起源"（developmental origins of health and disease，DOHaD）在"成人疾病的胎儿起源"上取得突破性进展，应用"发育程序化"假说，即生命后期的生理功能可以通过早期发育的改变而被编程，以解释生命后期的某些严重健康问题可能起源于生命早期。这种波及几代人的健康危机成了滞缓社会医学前进脚步的重要因素。

目前尚无法律就有缺陷新生儿的治疗决定权做出明确规定，医护人员有专业知识和临床经验，有能力对有缺陷新生儿处置做出恰当的决定，但在实际工作中却往往难以实现。医护人员无法说服父母为治疗有缺陷新生儿而支付巨额的医疗费用，而让国家或社会承担这部分医疗费用，在我国现阶段既不现实，也不可能。医院和医护人员只能处于无奈和被动状态。事实上，在临床对有缺陷新生儿处置的选择中，医护人员仅仅是对患儿做出评估、向患儿家属说明病情、提出处理建议，最后往往由患儿家属做出决定。部分医护人员担心判断失误而引起医疗纠纷，宁可选择稳妥即根据患儿家属的决定，或抢救到底或放弃治疗，以防因与家属意见不一致而引发的不满和不必要的医疗纠纷。

应由卫生主管部门牵头，由医学专家、社会学家、伦理专家、法学专家等组建专家团队，以十分科学严谨的态度，确定有缺陷新生儿放弃治疗的科学、统一、可操作性标准，严格区分一般缺陷和严重缺陷，对前者应积极治疗，努力提高生命质量；对后者则可在家属知情同意的情况下放弃治疗，或实行一些减少痛苦、使其安然离开人世的辅助治疗措施，以体现人道主义关怀。

在卫生行政机关设立有缺陷新生儿处置委员会，负责对有缺陷新生儿的处置是否符合新生儿的最佳利益、是否适当做出鉴定。特别是在患儿家属反对放弃严重缺陷新生儿及要求放弃一般缺陷新生儿时，该机构根据医院的申请，经过审查、鉴定，然后做出是否放弃治疗的决定。有缺陷新生儿处置委员会应由医学专家、医学伦理专家、优生专家、法学专家等组成。

有缺陷新生儿处置委员会必须确定处置的程序：从对有缺陷新生儿的评估、缺陷严重程度的界定、处置决定的提出、处置的鉴定、处置的实施等，制订严格的、具有可操作性的程序以确保处置的公正性、准确性和及时性。

在有缺陷新生儿的救治过程中，保障患儿的根本利益是医护人员首先考虑的，父母是患儿的监护人，保障患儿父母的各项权益也至关重要。医务人员应该对患儿父母给予充分的理解和同情，以人道的方式为其父母提供及时、客观、全面的信息，保证患儿家属的知情同意权和知情选择权。

新生儿的主治医生应该采取严谨的态度，科学客观地分析不良预后和生命质量，既要避免为了减轻个人责任而夸大不良预后，给患儿家属带来过度顾虑和恐慌，继而导致放弃治疗的行为，也要避免为了给个人或科室谋取利益而继续无意义治疗的行为。

当医务人员对有缺陷新生儿的预后和生命质量进行评估时，提供的信息会直接影响患儿家属是否继续救治的决定。因此，医务人员应该保证患儿家属获得信息的真实性和完全性，家属应在获得详尽真实的信息后对是否继续救治做出选择。

出生缺陷与有严重缺陷的新生儿处置：①根据医学理论，对患儿的情况做出明确的分类诊断，在专家会诊基础上，确定有缺陷新生儿的严重程度；②如实向患儿的双亲或监护人做出客观和全面的解释，对各种可能的后果做出预测和评估，提出可选择的相关建议，使患儿的双亲或监护人做到知情同意、自主决定；③有关的诊断结果及相关处置意见应逐级上报，并经过专门的咨询委员会审核批准。

拓展阅读

希尔，2004. 天蓝色的彼岸［M］. 张雪松，译. 北京：新世界出版社.

案例情景 2

夜晚的新生儿黄疸病房中静悄悄的，在幽蓝的灯光下，是一张张熟睡的面庞。一位焦急的母亲刚刚接到医生的电话，被告知她的宝宝黄疸数值在进行蓝光照射治疗后依然不理想，需要进行换血治疗。这位本就焦虑的母亲，在听到高胆红素可能会引发胆红素脑病的并发症时，情绪几近崩溃。她的身边，没有任何可以依靠的人。当天是她产后的第 3 天，而本该得到照料的她，却一个人承担着这份担忧。孩子的父亲在她生产时携带了两人仅有的积蓄离开了，他们并没有结婚。

然而换血治疗前，必须由患儿监护人签字。这位无助的母亲，在简单了解了胆红素脑病可能带来的一系列的生长发育的问题后，身无分文的她顾不得自己虚弱的身体，在凌晨 2 点的马路上焦急奔走，凌晨 4 点多，终于走到了新生儿病房。她签下了换血治疗同意书。宝宝顺利地进行了换血治疗。此时，等待在新生儿病房门口的她，告知 NICU 的医生自己身体不适。好心的女医生帮她查体时发现，她的子宫已经 2 度脱垂了……

案例思考

1. 面对如此焦虑的母亲，作为患儿的责任护士，我们应该做些什么？

2. 当患儿的父亲失联、母亲尚在特殊时期且无力承担医疗费用时，我们是否应该对患儿进行救治？

案例解析

1. 宝宝承载着家庭的希望。本案例中这位单身妈妈宝宝就是她的全部，她容不得宝宝有半点儿差错发生。因此，这位母亲表现得非常焦躁与担忧。监护病房不允许家属在非规定时间内进行探视，她不能随时陪伴自己的宝宝，只能通过医护人员的传达了解关于宝宝的最新状况，因此护士在此刻承担的信息传递者角色就显得尤其重要。如何安抚焦虑的母亲？如何让她不要置自己刚刚产后的虚弱身体于不顾，奔走在凌晨 2 点多的马路上，以至于发生子宫脱垂？护理人员对患者的义务中包含为患者提供最好的医疗照护。因此，护理人员应当恪尽职守，在尽心尽力护理好这位患儿的同时，主动、及时、全面地将患儿的病情告知患儿母亲，在面对患儿母亲的问询时，应耐心地给予解释以缓解患儿母亲的焦虑情绪。

2.这位单身母亲，饱受社会的争议，作为专业的医护人员，一定要本着尊重患者的原则，避免过度的问询其个人隐私，并保护其个人隐私不受侵犯。另外，护理人员对患者有提供最好的医疗照护的义务。医护人员对患者负有治疗和照护的责任，除了应该尊重患者的权利，保障其权益外，更应该为患者提供最有效的医疗照护。因此，当面对因种种原因患儿家庭无法承担医疗费用时，可协助患儿及其家庭通过正规途径寻求社会资源，也可向医院申请暂时开放绿色通道，以利于患儿抢救，在选择治疗方案的过程中，将经济因素作为重要影响因素考虑在内，切不可因经费不足而降低医疗品质。

知识拓展

我国护理伦理学教育现状及发展

现阶段我国护理伦理学教育存在与实际应用需求不符问题，护理伦理学教学水平较低，临床护士在实践过程中未进行再教育，主要原因是护理伦理学课程没有清晰的定位，教师没有实际临床经验，教学过程中重视理论教学，忽视实践教学，部分医院也未重视护理伦理学的职后教育。所以，提升护理伦理学的课程地位、培养护士决策能力、完善教师护理伦理学教学能力迫在眉睫。

1. 护理伦理学教育现状

（1）课程内容与实际不符：我国相关研究人员对国内20所高等护理院校做出了调查，通过数据显示，护理伦理学课程内容主要是护理伦理纲领、护理专业伦理、伦理理论规范等。这些课程理论内容虽然较为全面，但是没有我国临床护理中需要的决策问题及现代医学技术理论等，使护生在进入实践岗位后的一段时间内不能完全适应工作。

（2）护生护理伦理学知识应用程度较低：通过部分医院实习护士调查得知，能够正确将临床伦理问题判断的人数不足总数的一半，其中对伦理问题答辩准确率较高的有保护患者隐私、公开患者知情权、友好对待患者等，绝大多数实习生不知晓伦理委员会职能、不懂得保护患者经济利益、不能够承担责任等。在实习过程中，能够经常运用护理伦理学解决问题的人数比重不足20%，表明护理伦理学应用程度较低。

2. 护理伦理学课程改革方案

（1）重视护理伦理学：学校作为培养学生护理伦理学的先锋，应清晰认识到护理伦理学的重要性，将此课程摆在突出位置，转为必修课之一，引起学生的重视程度，在教学过程中不能单纯教授理论知识，也应当培养护生分析问题、解决问题的能力，使学生对护理伦理学问题的敏感性提升，培养学生的决策能力。

（2）教师自主学习：教师身为教授学生的载体，应学会自主学习，认识到自身不足，去医院中观察、请教，在教授课程时将理论与实践相结合。学生在学习中遇到问题时，教师应当积极解答，不能模糊概念，使每一个学生能够在工作中更快地适应工作节奏。

（3）制订再教育方案：医院应根据护士的教育程度不同及对护理伦理知识了解程度不同，将护理分成三个层次，不同层次的护士需要接受不同程度的学习，有针对性地进行教育指导，帮助护士再次学习理论知识，使其能够应用在日常工作中，从而提升护理质量。

拓展阅读

孟小琪，2011. 浅析《黑暗中的舞者》的艺术特色［J］. 当代小说（下半月），（2）：57-58.

（沈南萍）

第四节　生育控制技术应用中的护理伦理

案例情景 1

张女士，67 岁，在 4 年前的一场车祸中失去了自己唯一的儿子，之后她一直需要服用药物才能入睡。为了从丧子之痛中走出来，张女士和老伴商量之后想通过相关部门领养一个孩子，但经过多方联系未找到合适的领养对象。

随后，张女士想通过辅助生殖手段尝试妊娠，为了成功受孕，张女士查阅相关材料、咨询相关专家，并且每天坚持锻炼。在此过程中，张女士找到了一家私营医院，该医院帮她联系到中国台湾地区的某位试管婴儿专家助其成功妊娠，且是双胞胎。

手术成功后，张女士回到之前就诊的医院待产，但在产检中发现，张女士患有严重的妊娠期高血压疾病，收缩压高达 178mmHg，属于典型的高危产妇。医院的相关负责人表示，张女士在去台湾接受辅助生殖技术之前并没有在该医院里进行全面评估，基于张女士目前的状况，建议她转诊到更高一级或者三级甲等医院待产。转诊后，接诊医生在对张女士进行全面综合评估后，建议她终止妊娠。

面对医生提出的建议，张女士表示自己和老伴一向身体健康，也有足够的经济能力抚养孩子到成年，孩子是她的精神寄托，"我就是想生下孩子，就是喜欢孩子"，张女士希望能够继续妊娠。

案例思考

1. 结合案例，请从张女士角度、医生角度、胎儿角度分别阐释所涉及的相关伦理问题。

2. 如果您是张女士的责任护士，您准备就哪些方面与张女士及其家属进行讨论？如何帮助她做出选择？

案例解析

1. 如何理解张女士行为背后的动机？她老年丧子、备受打击，因此想要通过再次妊娠获得精神寄托。从患者健康角度出发，张女士的身体状态不足以支持她安全度过整个妊娠过程，甚至会严重危害到她本人的生命安全。她如何承受此次妊娠过程中生理、心理的压力？张女士本人及其家属面临着两难的选择。

每个公民享有生育权，公民有权决定自己生育的时间、数量与间隔，在维护权利时，强调夫妻对子女、家庭和社会该承担的责任。67 岁高龄的张女士在此次妊娠过程中已经出现了严重的妊娠期高血压疾病，该疾病是导致围生期孕妇、胎儿死亡的主要原因之一，张女士在担心自身安危的同时还要担心胎儿的健康与安全，健康状况堪忧、精神压力巨大，而这种紧张、焦虑的情绪又会进一步加重她的病情。张女士有权决定在 67 岁再次妊娠，但是因为身体原因无法承担妊娠重担，当她的生命安全受到威胁时，医生有义务遵循不伤害的伦理原则建议她终止妊娠。

在本案例中，还有一个需要关注的对象——张女士的胎儿，胎儿在母体内的健康和安全需得到同等重视。妊娠期高血压疾病对胎儿的生长发育极其不利，容易导致生长发育受限、胎儿窘迫、新生儿窒息，甚至是胎死宫内等严重后果。

2. 张女士曾多次表示"我就是想生下孩子，就是喜欢孩子""只是想要一个孩子"，作为张女士的责任护士，应对其失独后"迫切想要一个自己的孩子"的心理表示充分的理解，同时应从患者的角度与之讨论以下问题：以张女士目前的身体状况，是否能够分娩健康的胎儿？若在明知此次妊娠存在极大风险，可能会给自身及胎儿的健康造成威胁的情况下，坚持要"生下孩子"，对自己及胎儿是否公平？虽然张女士表示有足够的经济能力可以抚养孩子到成年，但是仅仅靠物质条件就能为孩子营造出一个健康的成长环境吗？她是否与年轻母亲一样，有足够的精力去陪伴、照顾孩子？张女士夫妇是否会溺爱孩子？面对一个可以做自己奶奶的母亲，孩子能否接受自己的母亲与别人的不同之处？在这样的"特殊"家庭中，孩子能否拥有一个良好的身心成长环境？在讨论过程中，护士应从患者角度出发考虑问题，切忌指责患者，通过问题的讨论，可以帮助张女士明确究竟是"只想要一个孩子"，还是"要对孩子负责"？帮助她反思能否培养一个身心健康的孩子？最终做出选择。

拓展阅读

斯琴格日乐，2017. "失独家庭"的社会支持体系分析［J］. 前沿，(11)：93-97.

案例情景 2

一个有缺陷新生儿会给家庭带来诸多打击，因此在孕期产检中会安排孕妇接受大排畸检查，以尽早发现畸形胎儿。

徐女士，34 岁，G_2P_0，孕 26^{+4} 周，行大排畸检查时发现胎儿房间隔缺损。患者无下腹痛，无致畸药物、毒品及放射性物质接触史，无家族史，无吸烟及饮酒等不良个人嗜好，30 岁结婚，配偶体健。徐女士及其丈夫咨询医师能否继续妊娠？是否应该放弃这个宝宝？医师告知并不是所有的出生缺陷都无法通过出生后的治疗手段被治愈，有相当一部分患有先天性心脏病的患儿都能够通过手术治疗。

徐女士表示自己前次妊娠之时，因自身处于事业上升期，担心生育会影响自身事业发展，最终选择了放弃，这是她第 2 次妊娠，和其他孕妇相比自己年龄偏大，如果再次选择放弃，担心以后会受孕困难；如果继续妊娠并生下孩子，又担心后续的治疗会给孩子带来巨大的痛苦，且不知预后如何。为此，徐女士和家属寝食难安，痛苦万分。

案例思考

1. 畸形胎儿可能的结局有哪些？对此类情况的处理涉及哪些伦理问题？
2. 如果您是徐女士的责任护士，会从哪些方面与徐女士一起分析问题？

案例解析

1. 由于徐女士高龄妊娠，因此对这个孩子格外珍惜，但胎儿患有先天心脏畸形，给她原本幸福的孕期生活蒙上了阴影。她想要留住孩子，却也担心病痛折磨孩子；想要终止妊娠，却舍不得已经 6 个多月大的胎儿。

一般来说，根据胎儿畸形的程度、能否医治及可能出现的并发症等，经过多学科评估后的妊娠结局主要分为以下几类：①明确诊断胎儿畸形或畸形肯定导致胎儿死亡的，遵循知情同意原则，建议终止妊娠。②对出生后有存活可能的非致死性胎儿畸形，告知孕妇及其家属预后，并分析利弊，让孕妇自行选择处理方案。若选择继续妊娠，嘱其加强孕期监护直至分娩，并建议新生儿出生后及时至相关科室就诊；若选择终止妊娠，处理前须遵循知情同意原则。③对于妊娠期可治疗的畸形，建议其继续妊娠，并与相关科室联合制订治疗方案。

在此类情况的处理过程中所涉及的胎儿生命权问题，是备受国内外学者关注的伦理话题，自由主义和折中主义学者，都对胎儿生命权问题给予了不同解读。保守主义反对堕胎行为，自由主义则指出堕胎行为是个人人权的一部分，折中主义则赞成有选择性堕胎。诸多学者争论的焦点在于胎儿是否为人。对人的内涵的界定，在进行生物学、心理学和社会学层面上对人进行解读后，应该更侧重于社会关系这一本质层面。从社会学意义上来看，胎儿并不能定位为人，胎儿阶段只是人生命的原始起点，是潜存的人，是逻辑意义上的可能的人，胎儿阶段并不能称为实践意义上的人。但是，我们也可以明确，虽然胎儿不是真正意义上的人，但胎儿也是具有潜存价值的人。因此，也不能简单将胎儿归结为母体附属品或简单生物体，要对胎儿的生命价值给予珍视，这也是对人的生命尊严的重视。

2. 在与徐女士的沟通中要注意遵循患者利益第一与尊重患者自主选择的原则。遵循患者利益第一原则，要求将孕妇和胎儿可能发生的危险降到最低限度，充分保护孕妇和胎儿的健康。尊重患者的自主选择，医护人员在诊断、治疗前需取得孕妇知情同意，告知其诊断和治疗的目的、方法、持续时间、潜在并发症等，站在孕妇角度分析不同方案的利弊，提供所有诊疗相关的信息，孕妇根据个人情况做出选择、决定。医护人员不评价与孕妇和胎儿健康无关的利益。

在本案例中，可建议徐女士先完善相关产前检查，必要时可做基因检测以确诊胎儿心脏畸形是否与遗传因素有关；向她解释该疾病的病因，疾病的症状，可用的治疗手段；帮助其查找数据、罗列出胎儿心脏房间隔缺损导致的围生期死亡率、通过手术治疗后的存活率等数据；让徐女士对该疾病有充分的了解与认识后，自行决定是否继续妊娠。

知识拓展

胎儿外科：拯救未出生的婴儿

胎儿医学是涉及基础医学和临床医学多个领域的新兴学科。"Fetus as a Patient"是目前国际胎儿学会宣言的标题，提示以胎儿患者为对象的诊断和技术将广泛开发，社会对待胎儿患者的理念，将广为传播与接纳。近年来，随着医疗技术的进展及对病理生理的了解，胎儿医学从某些遗传病的产前诊断发展到胎儿外科治疗，并取得了举世瞩目的突破。胎儿外科是为治疗未出生婴儿的各类先天性疾病而对孕妇进行的侵入性手术操作，手术方法包括胎儿宫内治疗和产时胎儿外科手术两大类，对于手术要求都极度精细。

随着现代产前诊断技术及医学成像技术的发展，大部分先天性畸形在胎儿期即可被诊断。若出生后再进行矫正，有些出生缺陷可能会急剧加重，甚至导致患儿死亡。因此，通过胎儿外科手术对病灶部位进行精确定位，并对严重影响胎儿生存质量或威胁生命的病变进行修复及治疗，可把许多婴儿从终身残疾的命运中拯救出来。早在2012年，西班牙就进行了全球首例母体内胎儿肺部手术，我国也在2015年完成国内首例胎儿心脏病外科手术。

拓展阅读

张健, 2018. 胎儿生命权益保护问题研究［D］. 扬州：扬州大学.

（赵印懿）

第二章　生命的关怀与照护

第一节　成人患者就医过程中的护理伦理

一、门急诊就诊过程中的护理伦理

案例情景 1

初冬季节，病毒感染性疾病盛行。某三级甲等综合医院的输液大厅人满为患，平均每天输液量高达 800 人次，高峰时期更是高达 1000 人次。有一天，一对双胞胎患儿因为轮状病毒感染导致严重腹泻，来到输液大厅进行补液治疗，由于病情严重程度不同，所输液体剂量并不相同，护士小李接班后未仔细核对患儿信息，将双胞胎液体互相调换后继续输液，后被患儿家长发现，家长质问小李工作如此粗心，造成了差错。但是，小李埋怨道："你们双胞胎长得一模一样，名字也差不多，又同时挂水，哪里有这么巧的事情？你们作为家长也应该提醒我一下啊，这又不能完全怪我！"小李的话激起双胞胎家长强烈不满，情绪激动，开始在输液大厅大吵大闹，严重影响医院门诊的输液秩序，也严重影响到其他患者的输液治疗。

随后，护士长到达现场，将小李和患儿家长带到办公室，首先主动承认自己部门护理人员所犯差错，并向对方表示深深歉意，承诺一定会做出相应赔偿。患儿家长听后情绪有所缓解，于是护士长请消化内科医生前来专门查看双胞胎患儿病情，确认目前差错暂时没对患儿病情造成不良后果，而且对余下治疗进行了一些调整，并解答了患儿家长的其他疑问。接下来，护士长请另外一名护士专门陪同双胞胎患儿及患儿家长完成余下输液治疗；同时在办公室里对小李进行教育和开导，小李最终也认识到自己的错误，向患儿及家长进行诚恳的道歉，取得了患儿家长的谅解。输液大厅又恢复了忙而有序的状态……

案例思考

1. 请结合门诊护理工作的特点，阐述门诊护理的伦理问题，该案例中呈现的护患纠纷归属哪类伦理问题？

2. 请结合门诊护理中的伦理规范，对护士长的行为进行伦理分析。

案例解析

1. 门诊是医院工作的第一线，也是医院面向社会的窗口。门诊护理工作质量及服务态度的好坏，直接关系着患者诊疗满意度及医院的社会声誉。门诊护理工作具备以下特点：①岗位多、工作杂，护士要善于组织，做好分诊、巡诊，指导患者检验、检查、取药、注射、处置等；②患者多、矛盾多，护士要用友好的态度而耐心地处理各种矛盾；③时间短、环节多，护士要具备较强的判能力及扎实的专业知识来应对各种突发情况；④诊室多、医师多，护士要善于利用网络克服不利因素，改善门诊服务质量。因此，门诊护理的伦理问题可能包括：①工作态度中存在的伦理问题，门诊护理工作繁忙、琐碎，护士容易产生烦躁心理，在面对患者时往往容易缺乏耐心，这样很容易产生护患矛盾纠纷；②保护患者隐私方面的伦理问题，门诊护理工作涉及各种检查和治疗，护士在辅助医师执行医嘱过程中，当需要暴露患者的隐私部位时，若不注意遮挡或未经患者同意，让其他实习生观摩则可能侵犯患者的隐私权，并对患者心理造成不良影响；③缺乏"慎独"精神导致的伦理问题，在门诊患者复杂且缺乏有效监督机制的情况下，容易发生不按时观察病情及巡视、不按照标准方法执行操作、不及时查对、只做治疗不做健康教育、药物污染或浪费药液等不良行为；④特殊患者的护理伦理问题，门诊可能是接触传染性疾病的第一线，由于不正确的认知，部分护士可能对艾滋病、乙型肝炎等患者存在恐惧和歧视心理，可能会采取避而远之的态度，甚至在背后讨论、指点，对患者心理造成伤害。本案例中护士小李与双胞胎患儿产生的护患纠纷，归属上述第一类和第三类伦理问题，首先是护士小李在忙碌的工作中由于缺乏"慎独"精神导致护理差错，接着面对患儿家长时态度冷漠、语气生硬，而且不承认错误，反而怪罪家长没有及时提醒，进而导致矛盾升级。

2. 护士长处理护患纠纷的行为不仅符合伦理规范，而且展现出其处理人际矛盾的修养和艺术。护士长首先将矛盾双方带离输液大厅现场，及时终止了不良事件对其他输液患者的负性影响，也有效规避了事态的进一步恶化；接着来到相对安静、私密的空间，有助于当事人双方激烈情绪的缓解。在与患儿家长沟通时首先承认错误，并做出赔偿承诺，这种"知错就改"的态度可以初步取得对方的谅解和信任；之后，以"同理心"的方式，站在患儿家长的角度，忧患儿家长所忧，解患儿家长所惑，请来主诊医师对患儿进行专门检查和治疗，打消家长对护理差错引起不良后果的疑虑和担忧，这才是真正化解矛盾的关键所在。除此之外，还派另外一名护士专门陪同进行剩余的治疗，也进一步体现出了弥补错误的真诚态度和行为。对于护士小李，护士长没有当着患儿家长的面进行批评和教育，而是单独开导，顾及了下属的感受，取得了下属的信任，面对面、一对一交流，小李可能会把自身感受全盘倾诉，护士长再以"同理心"方式进行教育和引导，会有效化解小李自认的"委屈"和"不服",也能帮助其认识到自身的不足和错误;加之,小李全程目睹护士长处理矛盾的真诚态度和行为,相信这也感化了她,让她最终承认错误,化解矛盾。

知识拓展

护患沟通的形式与技巧

一、沟通的概念

沟通或称为交流,是指遵循一系列共同的规则互通信息的过程。

沟通包括五个基本因素:沟通的背景、信息发出者、信息内容、信息接受者、信息反馈过程。

二、沟通的形式

沟通的形式有语言性沟通和非语言性沟通两种。

(一)语言性沟通

语言性沟通又有书面语言和口头语言等不同形式。口头语言沟通在护患交往中应用较为广泛;书面语言沟通在护患之间主要用于健康宣教资料,在医护人员之间主要用于各种医疗文件的记录等。

(二)非语言性沟通

非语言性沟通就是不使用语言文字,运用身体运动、姿势、表情、眼神和触觉等进行的沟通。它可以是有意识的或无意识的。非语言性沟通的主要目的是表达感情,维持自我形象,验证语言信息的准确性,调节互动,维持护患关系。

非语言性沟通主要有以下几种形式:

1. 体语　通过人体运动所表达的信息,如面部表情、步态、手势等。

2. 空间效应　对人们交流时的空间和距离的理解与应用。个体沟通交流时的空间和距离影响个体的自我暴露程度及舒适感。人们交往过程中应用的距离主要可分为4种。

(1)亲密距离:人们能互相触摸的距离。用于安慰、爱抚、查体等活动时。

(2)个人距离:约一臂长的距离。文化不同的人群交流时的个人距离差异显著。与亲密朋友交流,护士对患者解释治疗护理操作、进行护患沟通时常用此距离。

(3)社会距离:用于工作单位或社会活动时,如护士与同事工作时或通知患者进餐时。

(4)公众距离:用于上课、讲演等活动时。

3. 反应时间　反应时间的快慢可反映出对交流的认真和关注程度。

4. 环境因素　影响人们传递信息和舒适程度的因素,如光线、噪声、室温等。

三、有效的沟通与沟通技巧

（一）有效沟通的概念

信息接受者获得的信息与信息发出者所要表达的一致。沟通的结果是使双方相互影响，并建立一定的关系。

（二）促进有效沟通的因素

1. 护士应具有良好的素质，即真诚、亲切、不批判、能保护患者隐私及具有敏锐的观察力等。

2. 沟通的环境应舒适，并利于保护患者隐私。

3. 促进有效沟通的一般技巧

（1）全神贯注：关注患者的需求，不受外界环境干扰，避免表现出分心的小动作。

（2）参与：适当参与，运用语言或非语言方式表示在倾听，且能理解对方的信息，可促进谈话进行。

（3）倾听：倾听时应做到注意力集中、耐心，不因患者的语音、语速等而分心，不随便打断患者的谈话，不对患者做是非判断，注意领会患者谈话的隐含深意，注意患者的非语言性沟通，同时可鼓励患者将非语言性信息用语言表达出来。

（4）核对：交流中经常核对自己的理解，以确定获得信息的准确性。核对的方法有澄清问题、重复内容和总结归纳等。

（5）反应：答复或示范对方叙述的内容，使患者重新评估他的谈话。

（6）沉默：适当运用沉默的技巧，可使患者感到舒适，是一种重要的治疗方式。

（7）提问：提问可引导谈话进行，有开放式提问和闭合式提问两种方式。开放式提问允许患者做出广泛的、不受限制的回答；闭合式提问只要求患者做肯定或否定的回答。

拓展阅读

卡伦，2015. 叙事医学：尊重疾病的故事［M］. 郭莉萍，译. 北京：北京大学医学出版社.

案例情景 2

急诊室的两难境地 1：由于交通事故，急诊科同时接收 3 名急诊患者，均需要急诊手术，护士按照接诊程序给患者做术前准备，但联系手术室后被告知只能去 2 位，那么剩下的 1 位患者怎么办？到底谁应该先去？如何安排？

急诊室的两难境地 2：某外地患者摔断腿后，家属带他赶来某一线城市三级甲等医院急诊科，请求专家援手，坚持要求"保肢"治疗。可是，断肢再植的最佳时间已经过去了，如果硬要保住腿，就要冒着巨大的风险，同时患者不得不忍受长时间的创伤痛苦和一次次手术，而且只要有一点点并发症，就可能丧命。作为医护人员，应当如何与患者和家属沟通呢？

急诊室的两难境地 3：某男性患者，因急性胸痛被 120 送到急诊科，经心电图检查和实验室检查均明确提示心肌梗死，医师建议立即进行经皮冠状动脉介入治疗（percutaneous coronary intervention，PCI）。此时患者清醒，但拒绝接受该治疗，要求服用镇痛药后就回家。作为医护人员，应当如何处理？

案例思考

1. 结合急诊护理工作特点，阐述急诊护理的伦理问题，并结合上述 3 个"两难境地"案例分析分别属于哪类伦理问题？

2. 面对上述"两难境地"，从伦理学角度分析医护人员该如何处理？

案例解析

1. 急诊科是抢救患者生命的重要阵地，急诊抢救的目的是以最快的速度在最短的时间内采取最有效的措施，治疗急性发作的疾病，缓解症状，为下一步治疗争取时间。急诊护理工作有以下特点：①时间性强，每一个救护缓解都必须争分夺秒，患者首先接触的是护理人员，护理人员对患者及时判断、准确分诊至关重要；②随机性强，急诊患者就诊时间、数量、病情危重程度及一些意外事件都难以预料，护理人员需要在很短的时间内迅速做出正确判断，拟定计划，实施正确的救护；③综合性强，急诊科工作涉及多学科、多方面，要求护理人员也要具备多学科知识，并能加以综合灵活运用；④特殊性强，急诊科经常遇到传染患者、涉及法律及暴力事件的患者，在快节奏的抢救过程中必须快速反应，及时处理各种特殊情况，此很容易给护理人员带来巨大的心理压力。因此，急诊护理的伦理问题包括：①尊重患者意愿与及时诊治的矛盾问题，如"两难境地 3"，心肌梗死患者若在黄金时间窗内应首选经皮冠状动脉介入治疗，这是挽救其生命的正确选择，但是患者却拒绝接受该治疗，此时患者意愿与及时诊治产生了分歧。②如何公正分配医疗资源的伦理问题，如"两难境地 1"，手术室有 2 间，但需要急诊手术的患者有 3 名，此时手术室可以看作是稀缺有限的卫生资源，如何分配的问题就涉及伦理学方面的考虑。③谁来承担医疗风险的伦理问题，如"两难境地 2"，"保肢"治疗是患者的意愿，显然当前开展"截肢"手术风险小，但却违背患者意愿；"保肢"手术符合患者意愿，但若因术后并发症发生死亡，谁来承担责任？这个两难境地就涉及谁来承担风险，如何合理分担风险的伦理问题。

2. 对于"两难境地 1"，要先根据医学标准，如病情严重性、抢救成功的可能性等进行判断，让危及生命但通过及时手术可避免发生死亡的患者先行救治。救治时应当争分夺秒、人人平等，不能根据经济能力、社会地位或监护人是否在场来分配。这符合伦理学公正原则。

对于"两难境地2"，根据伦理学不伤害原则，此时该原则应当是"两害相权取其轻"，相比丧失生命的风险，丧失一条肢体的伤害相对更小；护理人员应加强与患者及家属的沟通，全方位阐述各种利害关系，针对性解除患者的疑虑和担忧，秉着"生命至上"的原则，劝服患者和家属选择风险更小的"截肢手术"。若患者和家属仍然坚持，只能尊重其选择，这又体现了伦理学自主原则，但需要让患者和家属签署术后并发症等知情同意文件。

对于"两难境地3"，首先尊重患者自主权，但应尽力劝导患者接受PCI治疗，了解患者拒绝治疗的背后原因，尽力解除疑虑，获取知情同意。但若劝导无效，因治疗与否直接关系性命，从对患者利益负责的角度，医护人员可以行使干涉权，为患者实施PCI治疗。干涉权是指医护人员在特定情况下，限制患者自主权利，实现自己意志以达到对患者应尽责任的目的；使用情况分为4种：①患者危及生命但拒绝治疗；②告知真实病情可能对患者造成不良后果；③患者要求保密但可能对他人及社会产生危害；④患者无自主行为能力需对其施行行为控制。

知识拓展

里斯本病人权利宣言

《里斯本病人权利宣言》于1981年10月在葡萄牙首都里斯本召开的世界医学大会上被通过，并在1995年9月和2005年10月分别在印度尼西亚巴厘岛和智利圣地亚哥的会议上被修订。《里斯本病人权利宣言》在维护患者正当权益和促进人权进步方面有重要的意义。

1. 享有优质医疗护理权。

2. 自由选择权

（1）患者有权利自由选择和更换他的医师、医院或卫生服务机构，无论是私营机构还是公共机构。

（2）患者在任何阶段有权请求另一位医师给予治疗。

3. 自主决定权

（1）患者有权利自决，而医师则需要告知患者这样决定的后果。

（2）心智健全的成年患者有权授予或终止任何的诊断程序或治疗。患者有权利获得必要的资料来支撑他的决定。患者应该清楚了解任何一项试验和治疗的目的究竟是什么，结果将意味着什么，如果拒绝接受又将会怎样。

（3）患者有权拒绝参与医学研究或教学工作。

4. 无意识的患者

（1）如果患者不省人事或因其他原因无法来表达他的意愿，这时无论如何也要找到他的合法代表人来行使知情同意权。

（2）如果患者没有合法代表人，同时治疗又是迫切需要的。除非是很显然或毫无疑问患者先前坚定地表示过或坚信他会拒绝治疗，那么一切都默认为患者同意。

（3）无论如何，医生要始终试图挽救因自杀未遂的昏迷患者的生命。

5. 合法的无行为能力患者。

6. 程序与患者的意志相抵触。

7. 知情权

（1）患者有权获得他的病历，并充分了解他的健康状况，包括治疗状况。但是，患者病历的保密信息涉及第三者，这时就要征得第三者的同意方可告知，反之不能。

（2）此外，有充分的理由证明患者的病历在告知其本人后将会给他的生命或健康造成严重危害时，患者无权知情。

（3）患者的病历应该考虑患者的文化程度，以适当的方式告知他，而且这种方式患者是可以理解的。

（4）除非为了保护其他人的生命，否则患者无权要求不被告知的权利。

（5）患者有权利选择谁被告知，谁作为他的代表。

8. 保密权。

9. 健康教育权。

10. 受尊重权。

11. 宗教信仰权。

拓展阅读

北京市卫生局，北京医药卫生文化协会，2011. 急诊室的故事［M］. 北京：京华出版社.

（王毅欣　桂　莉）

二、出入院过程中的护理伦理

案例情景 1

患者王女士，55 岁，身高 160cm，体重 58kg，患者于 1 年前无明显诱因下出现间断性咳嗽，咳白色黏痰，体格检查时胸部 CT 示右肺上叶前段的软组织肿块，呈分叶状，约 44mm×35mm，与肺门血管关系密切，伴有阻塞性肺炎，纵隔 2～4 组淋巴结有多发肿大，较大者约 20mm×15mm，右肺门淋巴结肿大，约 18mm×16mm，右侧胸膜有弥漫结节样增厚，并伴有右侧胸腔积液，随后行纤维支气管镜检查、超声检查，初步诊断为右肺腺癌（$T_2N_2M_1$，Ⅳ期），纵隔淋巴结转移，右侧恶性胸腔积液。因患者拒绝肺穿刺活检及手术、放疗，遂入院行"培美曲塞+铂类"化疗 4 个周期，后进入维持治疗期，并于复查后进行为期 6 个周期的第 2 周期化疗，目前已完成 2 个周期，在家休养，等待入院通知以进行第 3 周期化疗。

王女士于 3 天前接到医院住院部电话通知，请她于 3 天后按照既往流程来院办理入院，行第 3 周期化疗。王女士于约定日晨在出入院办理处办理入院手续后至病区护士台办理床位入住，却被告知当日床位已满，王女士需先办理入住加床，在病区走廊住一天，等次日有患者出院后再将其转入正式床位。王女士虽感心中不悦，但由于反复多次在该病区入院治疗，对病区情况及病区医护人员都非常熟悉，了解该病区床位一直非常紧张，认为护士的安排也合情合理，入院当日只需进行化疗前检查，次日才正式开始第 3 周期化疗，因此没有拒绝，配合护士完成床位入住及相关资料的填写后，在自己的床位上等待护士为其进行各项入院检查。

在医护人员为王女士进行入院体检、抽血检验期间，王女士发现有人在护士台办理了入院并分配入住正式床位，王女士感到非常气愤，认为自己受到了欺骗，一定是有人通过非正常途径把应该属于自己的床位占用了。于是到护士台找护士理论："为什么明明是我先办理的入院，却要住在病区走廊的加床上，他们比我办得晚却能住正式床位？他们是不是认识医院里的工作人员或者是院里的领导？不行，我不要住加床，你们一定要给我一个合理的解释，否则我一定会去投诉的。"

护士长在听到护士台的喧闹声后，马上赶至护士台，将王女士劝解至医生办公室，会同王女士主治医师一同向王女士做解释工作。原来刚刚办理入院的是患者孙女士的家属，孙女士于当日早晨因车祸致肺贯通伤，目前正在手术室行肺叶切除术，术后将由手术室转入本病区，病区在接到急诊通知后将预留给王女士的床位安排给了孙女士。护士长向王女士详细解释了术后患者需要的特殊体位及护理，这些是加床所不能满足的，请求王女士的谅解。王女士在听了护士长与主治医师的解释后，虽然心中仍有不满，但也表示接受，并强调次日在自己开始第 3 周期的化疗时一定要将其转入正式床位。

案例思考

1. 病区护士将本来预留给王女士的床位安排给了孙女士，你认为这种做法是否违反了"公正原则"？为什么？

2. 如果你是为王女士安排床位的护士，你会如何与王女士进行沟通？通过沟通交流，你希望取得什么样的共识？

案例解析

1. 此案例在整体上看，类似于稀有卫生资源分配中的伦理学问题，属于典型的生命伦理学问题。虽然近年来我国医疗机构床位总数逐年增长，但仍然存在需求大于供给、床位不足的问题，特别是诊疗水平较高的三级医院，长期存在一床难求的局面，那么"床位"作为稀有卫生资源在分配中必须遵循以下原则：①完全平等原则，健康权、医疗保健权是基本的人权，应遵循"基本权利完全平等"的公正原则。②合理差等原则，既然卫生资源是相对短缺的，对于非基本卫生保健需求，就不可能完全平等对待，只能采取合理差等对待。在医学这个特殊领域中，应考虑以下因素：一是生命质量，生命质量高者优先；二是需要的迫切程度，对于非基本卫生保健需求，根据有无需求、需求的强烈程度进行差等对待，有需求、需求强烈者优先；③社会价值，即对于非基本权利对等原则，根据患者对社会的贡献（包括现实的贡献和潜在的贡献）大小进行差等对待，贡献大者优先；④综合其他因素，如先来后到、支付能力、家庭角色、科学价值等综合因素进行差等对待。

公正原则作为护理伦理原则，是现代医学服务高度社会化的集中反映和体现，其价值主要在于合理协调日趋复杂的护患关系，合理解决日趋尖锐的健康利益分配的基本矛盾。本案例中护士对于"床位"这一稀有卫生资源的分配遵循了合理差等原则。护士未依据两名患者的先来后到，对床位进行完全平等的分配，而是依据王女士和孙女士对于"床位"这一医疗资源需求的迫切程度不同，进行了差等对待，两名患者对于该病区仅存的这一张"床位"都存在需求，然而对于目前病情较为平稳、当日仅需进行相关化疗前常规检查的王女士来讲，其需求程度远远不如肺叶切除术后患者孙女士，因此护士将预留床位安排给孙女士的做法并未违反"公正原则"，反而是对"公正原则"在护理工作中的正确践行。

2. 案例中护士在最初为王女士安排床位时，并未向其解释预留床位被急诊入院患者占用的事情经过，而是简单告知王女士病区床位已满，当日为其安排加床，次日有出院患者后为其转床的既成事实，从而造成孙女士家属办理入院时，王女士因误解而愤怒、不满的情绪。说明在医学模式由生物医学模式向生物-心理-社会医学模式转变的过程中，护士在为患者提供护理服务时并未能从以疾病为中心向以患者为中心做完全的转变，依然以权威自居，没有把自己放在服务者的位置上，抱着"没必要多做解释"的心理，认为患者应该服从安排，忽视患者的心理需求和感情需求，告知简单，其结果往往使患者孤独无奈，一腔的怨气，从而为护患间不信任关系埋下伏笔，以致在护士长向其说明原因后，王女士仍然再三强调，次日一定要转入正式床位。患者入院是护患关系的第一期（认识期），是护患双方建立信任的重要时期，这一时期护士的主要任务是与患者建立信任关系，护患之间的信任关系是建立良好护患关系的决定性因素之一，也是以后顺利开展护理工作的基础，而尊重、诚恳与耐心是建立信任的基础。若在与患者接触之初，护士就抱着真诚的态度，耐心与患者解释"床位"变动事宜，必能取得患者的理解与信任，为建立良好的护患关系奠定基础。

知识拓展

CICARE 护患沟通模式

护患沟通主要是指护士在与患者及其亲属之间开展的旨在了解患者实际需求，探明患者心理状况，针对性提供告知、说明和解释服务的联系与交流工作。随着医学模式转变和护理科学的发展，护理人员不再只是医师的助手，只会被动地执行医嘱，而是转变观念，适应生物-心理-社会医学模式下，"以患者为中心"的整体护理，以满足患者生理、心理多方面的需求。世界医学教育联合会在1989年3月的《福冈宣言》中指出，所有医师必须学会交流和人际关系的技能。缺少"共鸣"应该看作与技术掌握不够一样，是无能力的表现。可见，在医疗活动中不能忽略人的存在，护理不只是对疾病的护理，而是"以患者为中心"的护理，护患沟通交流也不能仅仅局限于一般的交谈和事实的表述，而需要更高层次的情感交流和体验。

CICARE 作为一种全新的沟通方式，将护理工作沟通过程中所有的环节进行规范化、流程化处理，使护士便于操作、量化考核，养成良好的沟通习惯，形成护理服务文化，使患者获益。CICARE 沟通模式包含 Connect（接触）、Introduce（介绍）、Communicate（沟通）、Ask（询问）、Respond（回答）、Exit（离开）6个步骤，它是美国医疗机构推行的一种以流程为导向的沟通方式，通过循序渐进的6个步骤指导医护人员进行沟通。该模式在国外得到了广泛应用，斯坦福大学医学院附属医院的医护人员进行护患沟通时严格按照此模式进行，医院管理者将此模式作为该院医护人员培训的最基本和最重要的内容，并作为对员工绩效考核的重要指标之一。美国加州大学洛杉矶分校医学院通过临床应用 CICARE 服务流程，将患者对医护人员的满意度从37%提高到99%。CICARE 沟通模式强调交流的双向性，改变以往主动-被动型的护患沟通模式，重视患者及家属的主观能动性，并承认患者及其家属的意见和认识是有价值的。在 CICARE 沟通中，将患者及其家属视为合作者，鼓励其主动参与护理讨论，向护士提供自己的经验，探讨制订护理计划，有助于提高患者及其家属的共同参与能力。

那么 CICARE 沟通模式的每个具体环节怎么做呢？

1.接触环节　护理人员见到患者时，使用恰如其分的称呼和问候语，礼貌问候患者。

2.介绍环节　自我介绍环节不仅要告诉患者你是谁，更重要的是要讲清楚你在此次治疗中承担的角色。

3. 沟通环节　与患者沟通是要阐明将要做的事情，需要耗费的时间及对他会产生哪些影响。

4. 询问环节　是指在做某项护理服务或进行体检前，要先征得患者同意。

5. 回答环节　若患者提出询问或要求，抑或流露出疑惑的表情，护理人员应及时给予恰当的反馈。

6. 离开环节　解释下一步的护理安排，有礼貌地离开。

拓展阅读

贝瑞，赛尔曼，2011. 向世界最好的医院学管理［M］. 张国萍，译. 北京：机械工业出版社.

案例情景 2

患者刘女士，40 岁，大学教师，身高 163cm，体重 60kg。患者 3 天前无明显诱因出现上腹胀痛，呈持续性胀痛，无向他处放射及转移，无恶心、呕吐、腹泻，无发热、寒战，无胸痛、心悸，腹痛不剧烈，未诊治，入院前一天下午进食西瓜后腹痛加重，难以忍受，呕吐胃内容物多次，非喷射性，无呕血，伴发热、畏寒，未测体温，遂来院急诊就诊，予以"头孢他啶、硫酸镁"等静脉滴注，患者因个人原因拒绝住院，输液治疗后离院回家。回家后患者腹痛较前缓解，但仍有畏寒，遂再次来院就诊，患者起病后精神、胃纳、睡眠欠佳，肛门排气少，未解大便，小便正常。测量生命体征：T37.8℃，P66 次/分，R20 次/分，BP124/80mmHg，急性病容，神志清楚，腹肌软，上腹部、右下腹压痛，无反跳痛，墨菲征阴性，肝区叩痛明显。超声示胆总管下段多发结石并肝内外胆管明显扩张，肝内胆管多发结石，胆囊缩小，胆囊结石，拟以"胆总管、肝内外总管结石"收入院，择日行腹腔镜下胆总管切开取石术。

责任护士小红在接到刘女士入院通知后，为其准备好床单位，等待刘女士入院。刘女士到达病区后，小红主动热情接待，为刘女士进行入院评估、卫生处置与病区介绍。小红护士在卫生处置室为刘女士进行入院卫生处置与入院宣教时，刘女士拒绝更换病号服："我之前忍着不想住院的原因，就是觉得住院规矩太多，还要穿这么不合身的衣服，这个衣服不知道多少人穿过，我不想穿。"小红耐心地向刘女士做解释工作："病号服做得宽松是为了给您做医疗、护理检查的时候方便，您要觉得这套衣服不合身，我可以根据您的要求给您更换合适的尺码，住院患者穿病号服也是医院的一项规章制度，也是为了方便管理，病号服脏了，我们可以随时给您更换，如果您穿自己的衣服，更换不方便，而且我们的病号服都是经过清洗、消毒的，绝对安全，您就放心穿吧。"可是刘女士坚持道："我肯定不会穿别人穿过的衣服，让我穿也可以，去换一套新的给我吧。"护士小红无奈，只好去为刘女士更换了病号服，可是也在担心如果没有新的病号服了怎么办。

在后续为刘女士进行个人卫生清洁、病区环境介绍的过程中，刘女士多次提出：我有自己的指甲钳，我不用你们的；热水瓶我也要换成自己的；我要换上自己的床单跟被套；等一下你给我一些酒精纱布，我要把这储物柜擦一下；怎么大家共用一个浴室呀等问题。护士小红觉得刘女士简直就是在无理取闹，对她提出的很多要求也不再予以理睬，直接告诉刘女士：医院的条件就是如此，这些也都是医院的规章制度，不可能因为一个人而改变，既然来医院看病，请您遵守医院的各项规章制度。刘女士因诉求无法满足而去寻求护士长的帮助，声称医护人员应充分尊重患者的生活习惯，给予患者个性化的医疗护理服务，并强调："你们现在不是倡导优质护理服务吗？怎么我的这点要求都不能满足？我想穿自己的衣服有错吗？为什么就一定要穿病号服？我知道的，患者是有自主权的，我可以自己决定我的生活习惯，你们应该给予尊重！"

案例思考

1. 患者入院后一定要穿病号服吗？如果您是护士长，在面对该患者的质疑时您应该如何回答？

2. 在入院护理的过程中，如果您是护士小红，您会怎么做？您会采取什么样的方式与患者达成共识？

案例解析

1. 本案例中，患者刘女士为大学老师，具有较高的文化水平，对患者的权利有一定的了解，她知道护理工作者必须树立患者至上、待患如宾的意识，因此在入院过程中，她过分强调了自己作为患者的权利，而忽略了权利和义务是相对的，患者在享有正当的权利的同时，也应承担起应尽的义务。在护理伦理学基本范畴中对患者的义务做出以下解释：①患者有积极配合医疗护理的义务；②患者应自觉遵守医院规章制度，医院的各项规章制度是为了保障医院正常的诊疗秩序，就诊须知、入院须知、探视制度等都对患者和家属提出要求，这是为了维护广大患者利益的需要；③患者应自觉维护医院秩序，包括安静、清洁、保证正常的医疗活动及不损坏医院财产；④患者有义务保持和恢复健康，患者有责任选择合适的生活方式，养成良好的生活习惯，保持和促进健康。作为患者的刘女士有自觉遵守医院规章制度的义务，在入院须知中院方明确规定患者在住院期间应统一穿病号服，便于病区的统一管理，同时也为医务人员的诊疗护理提供便利，若无特殊情况，刘女士应该服从安排。另外，刘女士此次住院是为进一步治疗，即行胆总管切开取石术，手术室明确规定患者必须在术日晨更换清洁病号服，"空心"着病号服入手术室，以免污染手术环境。因此，刘女士应尽早适应自己的患者角色，积极配合医务人员的医疗护理活动。

2. 本案例中的护士小红在工作方法与工作态度方面也存在一定的问题，尊重患者的人格与权利是护理人员应当遵循的首要伦理道德规范。本案例中患者刘女士在入院期间所表现出的一些思维与无礼的言语确实难以使人接受。尽管如此，患者的人格仍应受到尊重和保护，并享受与其他患者同样的医疗权利。无论患者的表现如何，护理人员应当一视同仁，以礼相待，应当深表理解、同情与关怀，并应体现在实际护理工作中。护理人员不能因患者的言行无礼而厌烦或斥责患者，要注意保护患者的人格尊严不受侵害，要正确对待患者提出的问题和要求，对合理要求要尽力满足，对不合理要求要婉言解释，不能敷衍或哄骗患者。护士小红应耐心地向患者解释穿病号服的必要性，在肯定刘女士拥有的权利的基础上劝解其履行患者义务，同时对于一些不违反医院规定的合理要求给予满足。例如，刘女士要求使用自己的指甲钳、使用自己的热水瓶，另外可告知刘女士，若病情允许可请假回家沐浴后返回病房。在努力沟通无法达成一致时，小红应主动向护士长汇报，采取积极的态度来应对，而不是以"反正我没错"的消极方式应对，从而使护士长处于应对患者抱怨的被动局面。

知识拓展

患者权利运动的由来

患者权利运动实质上是一种人权运动，它主要发生在欧美，尤其是 20 世纪 60、70 年代的美国患者权利运动最为引人注目。个人主义的兴起是患者权利运动的思想准备，"个人主义"发端于西方文艺复兴时期，并随着资本主义生产关系的发展，随着反封建压迫和神权统治的斗争而逐步形成的一种思想，其最核心内容在于肯定个人价值，高度标榜个人自由，强调个人自我支配、自我控制和自我发展。自由、平等和权利是个人主义的理论主张与实践追求。受个人主义思想影响的美国《独立宣言》和法国《人权和公民权宣言》成为患者权利运动的直接武器。个人主义思想对欧美人民产生了巨大影响，培育了他们的权利意识，促使他们为争取权利而斗争，推动了权利运动的发展。患者权利运动正是在这样的背景下产生和发展起来的，也正是在这一运动中，患者的权利也越来越受到人们的普遍关注。

早在 18 世纪 90 年代的大革命时期，法国便出现了患者的权利运动，当时主要围绕着健康权利的问题喊出了"给穷人以健康权"的口号，1893 年法国制定了有关医药和接生的条例，这使患者的权利在一定程度上得到了保障。进入 20 世纪以后，影响最大的患者权利运动发生在美国的 60、70 年代，它与消费者权益运动和女权运动有着必然的联系。美国的全国福利权益组织在 1970 年 6 月起草了一份文件，包含了 26 条要求，他们要求美国医院审定联合委员会将患者的权益问题纳入到重新修改的医院标准中去，这一患者权利运动成为美国 1973 年制定《病人权利法案》的直接推动力量。在新西兰，继 1987~1988 年的卡特莱特调查之后，出台了一系列的立法、报告、法典和声明等。其中，意义最重大的是 1994 年的《健康信息隐私法》和 1996 年的《健康与残疾服务消费者权益法》。进入 20 世纪 90 年代以后，患者的权利运动涉及了更多的国家和地区，不仅欧美国家，亚洲国家也积极参与进来。1991 年关于患者权利的国际会议在日本举行，在律师和医生的推动下，日本出现了关注患者权利的潮流，并正在进一步向前发展。我国也加强了对患者权利的重视，特别是在医学伦理学界和法学界。有关专家、学者也纷纷发表文章、著作，如李本富教授的《病人的权利与义务》、邱仁宗教授的《病人的权利》等，加强对患者权利的宣传，提高患者的权利意识，以使患者更好地维护自身的权利。《中华人民共和国执业医师法》《医疗事故处理条例》等法规条例明确规定了患者在就医时应享有的 10 项权利：①生命权，即一个人在心跳、呼吸、脑电波暂停情况下的生存权；②身体权，患者对自身正常或非正常的肢体、器官、组织拥有支配权，医务人员不经患者同意及其家属签字不能随意进行处理，否则将触犯法律；③健康权，是指患者不仅拥有生理健康权，还享有心理的健康权；④平等的医疗权；⑤疾病认知权，患者对自身所患疾病的性质、严重程度、治疗情况及预后有知悉的权利；⑥知情同意权；⑦隐私保护权，患者对医生所说的心理、生理及其他隐私有权要求保密，医护人员未经患者同意，不得随意公开患者隐私；⑧免除一定社会责任的权利；⑨患者诉讼权，患者和家属有权对医生的治疗方法和结果提出质疑，有权向卫生行政部门和法律部门提出诉讼；⑩患者求偿权，当医疗过程中发生差错、事故时，患者和家属有提出一次性经济补偿的权利。

拓展阅读

崔酣，郑晓芳，2010.《妙手情真》的人本心理治疗思想探析［J］. 电影文学，（17）：92-93.

（杜　苗）

三、辅助检查过程中的护理伦理

案例情景1

患者贺先生，男性，72 岁，因"反复咳嗽、咳痰，加重 1 周合并中度贫血"被收治入院，入住内科病房后第 2 天予以第一次抽血检查（包括血常规与生化指标的检查及血型鉴定，共需采 8 管血）。第 5 天早晨予以第二次抽血检查（包括血型交叉配血试验和其他炎症指标等，共需采 5 管血），并于当日进行输血。输血过程顺利，输血后 2 小时患者主诉心悸、气急，测血糖为 14.2mmol/L，脉搏为 148

次/分，结合患者既往有窦性心动过速的病史，当班医生开具医嘱次晨抽血查血糖，分两次采血（一次空腹抽血，一次餐后 2 小时抽血，合并心功能指标等共需采 5 管血）。接到医嘱后，责任护士向家属传达抽血通知。家属与患者当即提出拒绝抽血，理由如下：①患者贫血，入院后已进行两次抽血，一共抽了 13 管，家属认为频繁抽血会加重贫血症状；②既然前两次已经采了 13 管血，这次检验就可以用上次抽的血进行检查；③患者上两次抽血后的瘀青一直没有消，不能再进行抽血。责任护士见状先安抚患者的情绪，表示会将患者及家属的意见向医生反馈，同时也向患者解释此次抽血检查的目的及其必要性，希望得到患者及家属的理解与配合。患者与家属对于责任护士的解释表示不能接受。

案例思考

1. 临床实践中，责任护士在通知患者进行各项标本采集、临床检查时常遭到患者及家属的拒绝，此时护士应如何抉择，通知医生、让患者及家属签字表示拒绝检查，还是进一步沟通解释呢？

2. 如果您是贺先生的责任护士，该如何面对患者的临床决策？您希望取得什么样的护理共识？

案例解析

1. 是过度检查还是病情需要，这是目前临床诊疗过程中的矛盾焦点。现如今，过度医疗已经让人们深感担忧，界定过度医疗有一定的难度和相当的复杂性。美国医学会将过度医疗定义为超过疾病实际需求的诊断和治疗行为，包括过度检查和过度治疗。然而，考虑到过度医疗还会对患者造成雪上加霜的危害，我国对过度医疗定义为医疗机构或医务人员违背临床医学规范和伦理准则，从事不能为患者真正提高诊治价值，滥用和浪费医疗资源并可能进一步危害患者的疾病检查和诊治行为。然而，过度医疗的定义虽然很明确，但在现实中却又是非常难以界定的。因为，疾病是一个非常复杂的过程，每个患者的情况都不一样，即使是同一种疾病，不同患者也有不同的表现，同一种疾病的不同时期诊疗方法也不同。很多疾病病症相似，医生需要各项辅助检查来确诊，有时医生采取全面检查的手段，其中哪些检查是正确诊断所必需的、哪些是多余的，均由医生根据自身的经验和水平而定。因此，对过度检查的判断也就没有一个具体的量化指标。分析此案例中贺先生及其家属拒绝抽血检查的原因，发现其中既包含患者与家属对抽血目的的不理解，也包含了患者及其家属对医护人员的不信任，生怕被过度检查，作为贺先生的责任护士，应根据患者病情、医生医嘱、患者个人及家庭情况综合分析此次检查的必要性，并先与医生做好沟通后，再与患者及家属做好进一步的沟通解释工作，从患者角度分析此次抽血检查的重要意义，以取得理解与配合。

2. 责任护士作为患者和医生之间的沟通桥梁,要起到良好的纽带作用;不能仅仅机械地执行与转达医嘱内容,要利用自己的专业知识给患者进行讲解,取得患者的理解与信任。护理专业是一门科学,也是一门艺术。从事这门科学的人必须拥有高尚的道德情操、娴熟的技能、优雅的举止、良好的文化修养及健康的人格等优秀的心理品质。此外,优质护理要求护士要具有善于与患者沟通的能力。因此,掌握有利于护患沟通的语言交流技巧对于构建良好护患关系、提升优质护理服务水平具有重要意义。

通过文献回顾了解到患者参与临床决策作为一种新兴的临床决策理念,日益受到社会各界的重视。而临床实践中患者的临床决策难以实现的主要原因:一方面,医护人员受技术至上主义、理性思维及效用主义等价值导向的影响,轻视患者的决策作用,使医患平等决策难以实现;另一方面,患者也受到医护人员的技术权威压力,以及高效、紧张的就医环境节奏的影响,他们参与临床决策的主动性会降低。患者参与临床决策这一决策行为或模式符合医学伦理原则且对临床实践具有重要意义。关于医患共同决策模式在国外不同研究领域已有相关研究,并且在临床实践中得以应用;而国内尚未开展相关临床研究,缺少相关临床证据。

建议结合我国实际的医疗环境在临床中逐步开展医患共同决策的模式,在一定程度上改善医患关系,尽可能避免医疗纠纷的发生。

知识拓展

护理伦理是一种系统性的有关护士与其他医疗技术人员、护士与患者及其家属关系处理方式的总和,在卫生保健中具有特殊角色地位,在促进健康、预防、治疗疾病中起着举足轻重的作用。然而,在护理实践中,由于护患双方所处角度不同,护患沟通不足、少数医护人员工作责任心不强,职业道德感欠缺等,易导致护患双方在提供或接受护理服务过程中出现护理伦理问题,不利于护患关系和谐发展。伦理环境是指环境对某种伦理行为的价值取向,护理的伦理环境将决定护理工作者在进行伦理决策时首选的价值观。护理伦理环境包括工作条件、政策规定、行业规范等。营造良好护理伦理环境,一方面要强调硬性环境的构造;另一方面要重视软性环境的作用。

护理伦理学始终把护士对患者应尽的义务作为整个护理伦理学的基础核心,在护理工作中必须时刻注意应用伦理学基本原则来指导护理实践活动,坚持有利、尊重、公平的原则;在沟通中应充分尊重患者,以真诚、热情、友好的态度赢得患者的信任,以使沟通深入进行。同时,在日常护理工作中护士应掌握沟通的主动权,积极引导患者将有关自身健康的信息传递给护士;要通过沟通了解患者的真实感受,更要通过沟通使患者积极配合治疗。提高医护服务质量,坚持"患者第一"。把患者的生命、健康和利益即患者治疗上的需要和安全放在首位;遵循"尊重"原则，医护间积极交流，医护相互尊重，形成平等、协作、互补的医护关系。同时，医师和护士都应尽可能地在患者面前树立对方的威信，使患者对整个医疗护理过程充满信心。

拓展阅读

黄义玲，唐晓莉，2012.《心灵病房》：从死亡到医学的温度［J］. 四川戏剧，（6）：88-90.

案例情景 2

患者翟先生，男性，55 岁，外卖员。白天送外卖途中突发头痛、恶心、呕吐，伴右侧肢体活动障碍 3 小时，急诊送入院治疗。颅脑 CT 未见出血及梗死病灶，临床诊断脑梗死，主治医生决定采用该科室拟定的科研治疗方案，即用某药物进行溶栓治疗。给药 10 余小时后，患者病情无明显好转，且前臂出现散在的小出血点，神志淡漠，医生怀疑颅内出血，医嘱再次行 CT 检查，责任护士小王通知翟先生家属陪同患者到 CT 室检查，家属表示困惑："昨天刚做过 CT，今天又做，医生不会看病吗？为什么总在做检查，CT 那么贵还有辐射，我们不做。"护士向医生汇报患者拒绝行 CT 检查，医生坚持必须要做，护士处于"尴尬"境地，但考虑到患者病情危急，尝试与家属再次沟通，耐心解释了患者的病情状况及 CT 检查的必要性和紧急性，并陪同患者及家属一同到 CT 室做检查，最后挽救了患者生命。

案例思考

1. 医生的诊疗行为是否符合伦理原则？
2. 假如您是翟先生的责任护士，您认同这位护士的做法吗？

案例解析

1. 首先本案例中医生在颅脑 CT 中未见出血及梗死病灶后，并未采用其他辅助诊断措施或专家会诊等方法进一步研究患者疾病；其次在临床，医生为某些疑难疾病寻求新的治疗方法进行临床科研是值得提倡的，但应保持谨慎态度、遵守相关临床研究法律法规和伦理原则，应向患者及其家属解释说明治疗方案、预期后果及可能带来的风险、并发症等注意事项，在取得患者知情同意的基础上进行方案治疗，本案例因患者病情严重，神志淡漠，应向患者家属进行解释说明，并取得知情同意。在治疗中，医生保持强烈的责任心，进行密切观察。本案例采用溶栓治疗过程中，患者病情无明显好转，且前臂出现散在的小出血点，当神志淡漠的情况发生时，应给予严密观察和积极处理；当患者家属拒绝再次进行 CT 检查时，应给予及时耐心的解释，说明 CT 检查的必要性和重要性，解除家属的困惑。

2. 本案例中患者因病情发生恶化，医嘱再次进行 CT 检查，但家属不同意，并提出困惑。护士在跟医生、家属之间的沟通中持续陷入困境，虽然尊重家属的选择权，但忽视了患者的生命安全，可能错过最佳的救治时间，违背了生命价值论的原则，违背了医护人员救死扶伤的职业精神；相反，若强行执行 CT 检查，则会违背患者的自主原则，造成医患关系紧张，甚至冲突；CT 检查属于医疗诊断辅助技术，对普通百姓不能理解其必要性和危害，作为医护人员，我们应该理解，在必须实施辅助检查技术时，医护人员应对患者做出必要且清晰的解释和说明，让患者解除困惑，配合治疗。本案例中，护士从患者角度考虑，能换位思考，理解患者家属的心情和困难，同时能基于医学人道主义精神，重视患者生命，在尊重患者的基础上，耐心细心地为患者及其家属说明病情，以及治疗护理的紧急性和必要性，并尽职尽责地为患者服务，既避免了护患冲突，缓解了患者及家属的愤怒情绪，同时也抓住了患者诊断和治疗的时间与机会。

知识拓展

人体试验的意义与原则

人体试验是指以人体作为受试对象，用人为的实验手段，科研人员有控制地对受试者进行观察和研究的行为过程。根据受试者是否自愿，人体试验分为自愿实验和非自愿实验两大类型。人体试验是医学存在和发展的必要条件，但其作为一种社会实践，的确存在一些伦理矛盾，包括利与害的矛盾，科学利益与受试者利益的矛盾，自愿与无奈的矛盾，主动与被动的矛盾，因此对人体试验必须遵循相关的伦理原则。

1946 年，纽伦堡国际军事法庭制定的《纽伦堡法典》是第一个关于人体试验的国际性伦理文件；1964 年，在芬兰的赫尔辛基召开的第 18 届世界医学大会上，通过包括人体试验在内的第二个国际性伦理文件——《赫尔辛基宣言》，并且自 1975 年以来进行多次修改，2000 年修改后的宣言多项条款涉及人体试验应遵循的伦理原则。1999 年，国家药品监督管理局局务会通过的《药品临床试验管理规范》中也规定了人体试验的一些伦理原则。2021 年 3 月 16 日国家卫健委发布了《涉及人的生命科学和医学研究伦理审查办法（征求意见稿）》明确规定了人体试验的相关要求，该审查办法包括六章，即总则、伦理审查委员会、伦理审查、知情同意、监督管理及附则，共五十二条。

人体试验的伦理矛盾和道德难题制约了医学科学的快速发展。为解决这些矛盾、促使保护受试者利益与医学科学的协调发展，实验者必须认真遵循以下伦理原则。

1. 维护受试者利益的原则　人体试验必须以维护受试者利益为前提，即以无伤或利大于害为前提，科学研究的重要性要服从于保护受试者的利益不受伤害。这一原则必须贯穿于整个实验的全过程，包括"首要性"和"至上性"。

2. 医学目的原则　人体试验是以提高和改进治疗或预防措施，以及加深对疾病病因学和发病机理的了解，增进人类健康为目的，这就是医学目的的原则，是人体试验的最高宗旨和根本原则。

3. 知情同意原则　人体试验应在受试者完全知情同意、没有任何压力和欺骗的情况下进行。然后在知情的基础上，对表示自愿同意者履行承诺手续，方可开始人体试验。对缺乏或丧失自主能力的受试者，由家属、监护人或代理人代表。已参加人体试验的受试者，有随时撤销其承诺的权利，并且如果退出的受试者是患者，不能因此影响其正常的治疗和护理。

4. 科学性原则　人体试验全过程中，要求所有工作人员要遵循科学的原理，还要严格遵守规章制度和操作规程。实验设计必须严谨，实验数据要准确无误。对实验结果的分析和报告要尊重事实，任何编造假象和篡改数据等行为都是不道德的。

5. 伦理审查原则　进行伦理审查是保证人体试验符合伦理要求的必要组织程序，对于确保人体试验的正当性具有不可替代的重要作用。医学伦理审查是保护受试者利益、维护科研秩序的必要程序。实验前必须报请伦理委员会批准，试验中接受伦理委员会监督，实验结束发表的论文要经伦理委员会审查。

拓展阅读

刘虹，2004. 论希波克拉底的医学哲学思想［J］. 医学与哲学，25（12）：25-27.

（李玉梅　宋莉娟）

四、药物治疗过程中的护理伦理

案例情景 1

患者周先生，39 岁。因儿时经常感冒，并伴有发热、流涕症状，周先生母亲在家中常备抗生素（青霉素类）。初期，口服药物后效果很好，但是随着周先生慢慢长大，感冒后再服用抗生素，需要较长时间症状才能缓解，周先生及其母亲并未在意。

10 天前，周先生因淋雨受凉发热，仍像往常一样自行服用抗生素，症状不见好转，周先生加大服药剂量，症状反而越来越严重，最终在家中出现意识不清。家人手忙脚乱送至医院急诊，经查周先生腋温 39.5℃，高热不退、浑身乏力、咳嗽不止，已由普通感冒发展成了细菌感染性肺炎。转入呼吸科病房后，床位医生袁医生为周先生做了药敏试验，发现周先生对多种抗生素均已产生耐药，尤其是青霉素类。经过和上级医生讨论，选择了周先生相对敏感的头孢类药物进行治疗，但是 3 天后，周先生体温虽有下降，但仍有咳嗽、乏力等症状。周先生和家人都着急了，怀疑是医生给用的抗生素量不够，就要求加量使用："我们来医院不就是为了打针的吗，要是吃药能好，我们就不来医院了。所以医生，你就多给我用抗生素就行，钱不是问题。我从小吃抗生素，离不开它。"袁医生拒绝了周先生的要求，周先生有些不开心。

床位护士小朱看出了周先生的焦虑，主动和周先生解释沟通，说："周先生，抗生素的使用没有那么简单。它有一个特点，就是耐药性，如果不合理使用的话，很容易产生耐药，耐药以后的细菌就像穿了盔甲的武装部队，很难打赢他们的。您自己在家没有经过医生的指导服用抗生素，就等于把细菌训练得越来越厉害，所以这次治疗见效较慢。如果继续乱用药的话，不就等于继续训练细菌了吗？"周先生听了以后很吃惊："真的吗？我只知道抗生素是个好东西，感冒发热一吃就好，没想到还有这么多讲究。"小朱和周先生详细讲解了疾病及治疗情况，安慰周先生不要着急，根据医嘱用药，安心治疗，以后也注意合理用药，身体会慢慢康复。最终，小朱用自己的专业知识和热心服务赢得了周先生的认可。

案例思考

1. 案例中医务人员拒绝患者想增加抗生素使用的要求是合理的吗？
2. 护士在患者的安全用药中应该如何做？

案例解析

1. 在患者的治疗过程中，药物治疗是治疗疾病的重要手段，占有十分重要的地位，能否合理用药，是医疗成败的关键。但是，目前的临床用药确实存在着诸多不合理的现象，尤其是近年来药物种类迅速增加，药源性疾病也有明显增多的趋势。一直以来不同种类的抗生素在实际临床医疗中都出现药效减低的现象，且由抗药细菌所引发的院内感染人数已占到住院感染患者总人数的30%左右。例如，青霉素对控制金黄色葡萄球菌感染似乎已经失去药效，目前在金黄色葡萄球菌感染的人群中，有80%的人已经产生了对青霉素的抗药性。我国滥用抗生素的现象不容乐观，每年有8万人因抗生素不良反应而死亡，而且产生了许多危害性和治疗难度均很高的多重耐药菌。

当前的医药服务模式逐渐地从传统的"以疾病为中心"变为"以患者为中心"，它要求诊断和治疗应该了解患者的生活特点、心理状况和社会环境，并形成"以患者为中心"的治疗思维模式，提高医药服务质量。因此，合理用药，确保患者用药"安全、有效、经济"是用药治疗的前提。评价合理用药的标准包括：①有效。最好能迅速彻底地治愈疾病。②安全。不发生毒性反应，尽量少出现副作用。③方便。服用方法简单方便，没有或有较少痛苦。④节约。减少患者或单位的经济负担，不浪费医药资源。因此，医药工作者的药物使用需要掌握在安全有效的范围内，坚持合理用药，同时，应该加强医务人员的伦理道德和素质教育，提高医务人员的技术水平，加强医院内部管理，充分发挥药师的作用。

案例中，医生根据患者的病情，拒绝为患者加用抗生素剂量，护士严格遵循医嘱，按时用药，并为患者做好用药宣教及心理疏导，耐心讲解合理用药的重要性，改变周先生错误的用药观念。两位医务人员的做法都是符合伦理要求的。

2. 我国在 2011 年制定并印发了《医疗机构药事管理规定》，明确指出医疗机构应当建立由医师、临床药师和护士组成的临床治疗团队，开展临床合理用药工作，医疗机构应当遵循有关药物临床应用指导原则、临床路径、临床诊疗指南和药品说明书等合理使用药物，以保证安全、正确用药。在用药过程中，护士也应该注意安全用药。

（1）加强培训，提高护理人员的综合素质及业务水平。院方要加强护理人员培训，培训内容可围绕神经外科患者的特点、反常症状、护理专科知识、药物不良反应、风险防范意识等方面展开，使每位护理人员都能清楚识别及处理患者用药中出现的问题。

（2）掌握患者实情，综合评估用药风险。老年患者给予药物治疗前，护理人员要对其基础情况有所了解，如对患者进行检查评估其脏器功能，向患者家属咨询其用药情况，了解患者既往病史、用药过敏史及常见禁用药物等。

（3）健康宣教，规范用药流程。首先，护理人员要将正确用药对疾病治疗的重要性、服药可能引起的不良反应及具体用法用量详细告知患者及其家属，提高患者正确用药意识；其次，仔细核对患者的身份信息，核实清楚后方可发放药物，随后将患者服药情况详细登记，并密切观察患者用药反应。

（4）加强用药过程监督。护理人员必须严格遵循医嘱用药。对口服药，遵循到口原则，待患者服下药物后方可离开。对静脉用药，要注意观察不良反应，注意医嘱查对，医生下达医嘱后应当核查患者的姓名、性别、年龄、出生日期、住院号和床号。护士执行医嘱应当查对无误后方可实施，服药、注射、输液前必须严格执行"三查十对"。"三查"即操作前、操作中、操作后，"十对"即对姓名、年龄（出生年月）与性别、住院号、床号、药物名称、剂量、浓度、有效期、用药时间、治疗的部位及方法。

（5）密切监测服药效果及相关不良反应。护理人员要定期检测患者肝功能、肾功能及电解质是否存在异常，监测患者机体酸碱是否平衡，并密切观察患者精神症状及其神志，一旦有异常症状要立即采取针对性措施。

（6）多与患者沟通交流，建立良好的护患关系。良好的护患关系是进行安全用药管理的重要前提。因此，患者治疗期间护理人员要主动与患者沟通交流，将用药原则、擅自增加或减少药物的危害性详细告知患者。

另外，鼓励患者说出不适，耐心解答患者疑问，消除患者思想顾虑及不安情绪，提高其服药及治疗的依从性。

知识拓展

大医精诚：孙思邈医德思想的现代解读

所谓医德，即医生应该具备的职业道德，包括医生的思想意识和态度作风等品质，是调整医务人员与患者、社会及医务人员之间关系的一种行为准则。纵观古今中医各家，大凡有建树者，无一不是德艺双馨。被后人尊称为药王的唐代医学家孙思邈，其医德思想最有代表性，颇值得探讨和借鉴。

孙思邈是中国唐代伟大的医药学家，他在我国医德思想发展史上竖起了一座丰碑。其著作以《备急千金要方》命名，正是体现了生命至上的伦理道德理念，对当代医德教育研究具有很高的价值。随着现代社会、经济、文化、科学技术的快速发展，医学临床伦理、生命伦理等出现的新问题引发社会对医患关系、健康道德及医德教育产生思考和讨论。孙思邈的医学实践过程体现了对生命价值的理解和尊重，成为德术并济、内化于心、外化于行的典范，他提出并论述的医德思想主要包括以下内容。

1. 医术精湛原则　纵观孙思邈的医学思想，他把学习医学理论和五经三史，精益求精钻研医术，具有高超的业务本领作为其医德思想的重要组成部分，放在了首位。《大医精诚》指出了达到医术精湛的路径，即"故学者必须博极医源，精勤不倦，不得道听途说，而言医道已了，深自误哉！"。面对医学科学突飞猛进，新理论、新技术不断涌现，医生只有发挥高度责任感和不断进取的精神才能传承好医学知识，把握医学发展的动态，敢于挑战医学难题，在实践上有所发展、有所创新、有所突破，尽可能多掌握与医学有关的新学科知识，做到医术精湛、博学多才，才能满足人民群众不断提高的健康需要。

2. 诚德仁慈原则　《大医精诚》曰："凡大医治病，必当安神定志，无欲无求，先发大慈恻隐之心，誓愿普救含灵之苦……自古名贤治病，多用生命以济危急，虽曰贱畜贵人，至于爱命，人畜一也。损彼益己，物情同患，况于人乎！"其中包含着儒家仁爱助人、同情恻隐的思想，道出了不忍之心是医者首要必备的品质，是行医救人的前提。可见仁德慈善是一位合格医生必须具备的高尚情怀和发自真心的自我修养。

3. 公平公正原则　公平公正是现代法治精神的基本原则，在医疗行为中，它要求医者应以社会正义、公平的观念指导自己的行为，平衡医患各方的利益，享受公平合理的对待，既不享有任何特权，也不履行任何不公平的义务，权利与义务相一致。《大医精诚》曰：若有疾厄来求救者，不得问其贵贱贫富，长幼妍媸，怨亲善友，华夷愚智，普同一等，皆如至亲之想，亦不得瞻前顾后，自虑吉凶，护惜身命。见彼苦恼，若己有之，深心凄怆。勿避险巇、昼夜、寒暑、饥渴、疲劳，一心赴救，无作功夫形迹之心。如此可为苍生大医，反此则是含灵巨贼。就是论述提出了要尊重患者的人格和权利，明确了医德的公平公正的理念及医学道德规范要求。

4. 尊重协作原则　孙思邈倡导相互尊重，团结协作，从患者利益出发，为患者解除病痛做好服务，对医者之间不团结深恶痛绝。作为医学的进步，医学同道相互尊重协作非常重要，无论是传统医学的发展，还是现代医学科学的进步，都离不开医务人员的共同努力和密切协作。

5. 廉洁自律原则　医护人员肩负着防病治病、救死扶伤、治病救人的使命，崇高而神圣。廉洁是一种责任，是国家法律的严格要求，是广大群众的殷切希望。自律是自我修养，是医务人员所应共同遵守的道德原则，也是职业根基，是建立医患之间良好关系的思想基础。孙思邈对医者的行为规范要求很严格，医者必须廉洁自律，注意自身修养。他从医者的衣着、语言、处方用药、出诊治病救人过程等环节进行了细致入微的观察，并进行了高标准规范，要求医者精神饱满，内省自律，庄重大方，待人宽容，考虑患者心理感受等。医务人员作风清正，淡泊名利，廉洁自律，具有奉献精神，不仅可以维护患者的根本利益，也维护了医生的尊严。医者必须把为患者谋幸福作为行医首要目的，不能把自己掌握的处方权、住院权、医疗资源使用权当作牟取私利的筹码。通过廉洁行医，在工作中彰显崇高的医德，坚守应有的气节和情操，守护人民群众的健康，真正实现医务工作者的个人价值和社会价值。

孙思邈的医德思想给了我们一个明确的思想：对患者要热心、耐心、细致、真诚。诚如孙思邈《大医精诚》所云：勿避险巇、昼夜、寒暑、饥渴、疲劳，一心赴救，无作功夫形迹之心。如此可为苍生大医。

拓展阅读

杨继章，2016. 听懂医生的话：医患关于用药的有效沟通［M］. 北京：人民卫生出版社.

案例情景 2

患者刘先生，54 岁，初中学历，夫妻二人均务农，有一子在城里打工。1 年前刘先生感觉肝区不适，但可以忍受，而且为了省钱，也没有到医院检查治疗。肝区不适越来越明显，后来开始觉得疼痛，近 3 个月痛到无法忍受，夜不能寐，人也消瘦了很多，并且皮肤黄染明显。刘先生终于在家人的陪同下来医院就诊，入院检查后确诊为"肝癌晚期"，并已发生淋巴转移及肺转移，无外科治疗条件。

1 年来自己身体的变化，刘先生也感觉到了肯定不是"好病"，妻子每天以泪洗面，儿子还没有成家，他觉得自己的任务没有完成，还不能死。因此，即便疼痛数字评分法（NRS）评分为 6 分，痛到浑身出汗，刘先生也拒绝使用止痛药。而且即使是疼痛，他也不主动说，更不告诉护士。刘先生的妻子心疼他，有时候会劝他用药，也被刘先生回绝了。床位护士小潘发现这个问题后，巡视刘先生的频次增加，有一次，没有家属在的时候，护士小潘问刘先生为什么不吃止痛药，刘先生说："这个病肯定痛，痛一阵也就过去了。这些药吃了肯定会上瘾，那我回家怎么办？我也不能因为这个病多花钱了，我走了以后，老婆孩子怎么办啊？"

护士小潘了解了这一情况后，和床位医生沟通，医生认为刘先生的病情发展迅速，已进入姑息治疗阶段，止痛能够更好地提高生活质量，减少他的痛苦。小潘和管床医生一起先找了刘先生的儿子沟通，详细分析了刘先生的病情，并提出了姑息治疗的方案，刘先生的儿子也认为不能看着父亲忍受这么大的痛苦，同意给父亲控制疼痛。刘先生的儿子做父母工作的同时，小潘加强对刘先生的巡视，积极宣教疼痛控制及止痛药的使用方法、注意事项等内容，并消除了刘先生对"止痛药成瘾"的担忧。终于，刘先生接受了止痛药，精神状态好转。10天后刘先生出院，小潘又和他们详细说明了按时按量服用止痛药的重要性，并告知如果有不清楚，可以电话询问。1个月后，刘先生的儿子来电，说刘先生已离世，但是回家后按时服药再没有痛过，走得很安详。刘先生的儿子和母亲非常感谢小潘和管床医生。

案例思考

1. 本案例中医护人员的做法合理吗？为什么？
2. 针对癌痛的患者，用药护理时需要注意哪些？

案例解析

1. 现今大多数人谈癌色变，一是将癌症视为不治之症；二是癌症引起的疼痛令人畏惧。癌性疼痛是恶性肿瘤患者常见的并发症，发生于恶性肿瘤的各个阶段，若得不到恰当的止痛治疗将严重影响患者的治疗和生活质量。研究表明，由慢性疼痛引起的抑郁症发病率为 66%，肿瘤患者常由于对疾病及疼痛的恐惧，出现抑郁、焦虑等负面情绪，甚至对疼痛恐惧超过了对疾病本身的恐惧。加上受到传统观念的影响，如案例中的刘先生和他的家人一样，一方面认为得了癌症，出现疼痛是正常的，忍一忍就过去了；另一方面担心吃的止痛药越多，越会加重病情，并且也会增加家庭经济负担。

2002 年，第十届国际疼痛大会将疼痛列为第五生命体征，对癌性疼痛患者有效进行镇痛治疗是世界卫生组织（WHO）恶性肿瘤综合规划的重点之一，并推荐止痛三阶梯治疗原则，为了规范止痛药的临床合理应用，2011 年我国卫生部下发了《癌痛规范化治疗示范病房标准》。对癌症晚期患者的癌痛控制成为姑息治疗的一部分，其目标是使患者不痛，从而提高其生存的质量和尊严，而不以延长患者的生命为目标。实践也证明只要选用正确的药物、正确的剂量、正确的间隔时间和正确的用药途径，大多数癌痛患者可以得到控制和缓解，从而减轻了患者的恐惧感和痛苦，提高了生存质量和尊严，也有助于实现癌症患者的人生价值。且在使用麻醉药止痛的患者中，成瘾发生率仅为 1%，即使出现成瘾也是可以治疗的。所以，案例中医务人员的做法符合伦理要求，癌痛控制符合医学伦理的不伤害、有利和尊重的原则。同时，耐心、主动向患者解释药物使用相关知识，帮助患者正确理解使用止痛药的意义，提高依从性，也体现了人道主义和对癌症患者的关爱，对他的家属也是一种支持和安慰。

癌痛的控制缓解了患者的疼痛经历及疼痛感受，减轻了患者对疾病及疼痛的恐惧感。当然现阶段，仍存在一些关于癌症疼痛治疗的伦理问题。例如，是否给呼吸功能或肾功能不全的患者使用阿片类药物；如是否放弃治疗、是否使用安慰剂，以及临终关怀问题等，这些都是需要充分考虑、谨慎对待的伦理问题。因此，对患者进行治疗的过程中，要将患者作为治疗的核心，充分理解、支持患者，以控制症状、全面关怀为主要手段，尽可能使用对患者影响最小的方式来减缓或解除患者的痛苦，保障患者的尊严与生活质量。此时，医务人员应估计患者是否达到临终期，对已达到临终期的患者应尊重本人或家属的选择；对还不能判断患者是否达到了临终期，应提交有关部门或伦理委员会审查，然后做出决定。

2. 疼痛是一种复杂的生理、心理活动，它包括两个成分：一是伤害刺激作用于机体所引起的疼痛感觉；二是机体对伤害性刺激的疼痛反应，并伴有较强烈的情绪色彩，表现为一系列的身体运动反应和植物内脏性反应。对于癌症患者来说，其对疼痛的表述受生理、心理及社会文化背景等多方面因素的影响，不同患者对疼痛的感觉差异很大，不仅表现在身体上的疼痛，也表现在由不安、抑郁导致的精神性疼痛及惧怕死亡而导致的心理性疼痛等，因而给予正确护理相当重要。

（1）心理护理：首先对患者的疼痛给予同情和理解，进行心理安慰、鼓励，使其从精神上摆脱恐惧感，有效配合治疗。其原则是增强患者的生活内容和人生乐趣，转移对疼痛和死亡的恐惧；鼓励患者说出自己的忧郁和痛苦，提倡患者、家属和医护人员一起讨论患者的心理状况并给予疏导；主动取得患者的家人和亲友的配合，指导和鼓励他们参加心理关怀工作；在医护人员的语音、表情和行为中体现人情和人道；及时准确地了解患者癌痛的特点、部位、诱发因素，迅速采取有效措施，并进一步做到有效防止癌痛，减轻患者的痛苦。另外，可以采用音乐疗法、按摩、针刺法等手段减轻疼痛和患者的心理负担。

（2）变按需给药为按时给药：止痛药的正确使用对疼痛的控制及病情均至关重要。传统观念认为，对癌痛的治疗，以患者的耐受为主，尽量延长给药间隔，减少止痛药用量，以防药物成瘾。这样不仅不能使患者摆脱癌痛的痛苦，反而会提高患者的恐惧心理，且易形成对止痛药的心理性成瘾。所以护士应按时给药，并做好用药宣教，使疼痛在尚未开始或刚刚开始时便得到控制，这样不仅能避免剂量的逐渐增大，还可以减少患者心理上对疼痛的恐惧感，使治疗取得更好效果。

（3）三阶梯复合给药：癌性疼痛治疗选用止痛药必须从弱到强三个阶梯进行，以非麻醉药为主，当其不能控制疼痛时，依次加用弱麻醉性及强麻醉性止痛药，并配以辅助用药，采取复合用药的方式以达到镇痛效果。癌性疼痛以持续性侵害刺激及急性疼痛持续再现的形式表现出来，因此其具有急性疼痛及慢性疼痛两种特点。因此，在止痛药的应用上要有长期安排，采取分阶梯复合给药的方式，并根据疼痛程度变换应用不同强度的止痛药，在充分缓解疼痛的前提下，尽可能减少麻醉性止痛药的用量。实践证明只要合理应用，不仅可以达到镇痛效果，而且不易出现成瘾。由于癌性疼痛对癌症患者来说是最常见且最痛苦的一种症状，不仅严重影响患者的生活质量，而且易使患者丧失生活的勇气。所以正确评价癌痛，及时有效处理，对护理人员来说极为重要。这不仅需要护士在技术上的提高，更需要在认识上的更新；不仅是要求对镇痛技术及药物的掌握，更是对患者的生命质量及护理工作本身认识上的深刻理解，从而真正承担起这种神圣而且重要的责任，为癌症患者解除痛苦。

（4）加强健康教育：疼痛知识教育是癌症患者疼痛管理态度的重要干预手段。研究表明，疼痛治疗相关的知识水平是影响癌痛患者疼痛控制障碍的重要因素，接受疼痛治疗知识多的患者顾虑水平较低，服用止痛药的依从性高。另外，患者照顾者的疼痛知识、疼痛管理态度均影响患者的疼痛控制。研究发现，照顾者与癌症患者在疼痛无法控制、止痛药导致成瘾及耐受性 3 方面的顾虑呈正相关。可见，对癌痛患者照护者的健康教育同样重要。教会患者及其家属掌握疼痛评估工具的使用方法，知道癌痛是可控的，消除患者及家属对服用止痛药的认识误区，纠正"忍耐疼痛"的错误观念。另外，加强出院回访，强化患者按时、按量、不出现漏服止痛药的重要性。

知识拓展

护士伦理准则

中华医学会医学伦理学分会全国护理伦理学专业委员会，中国生命关怀协会，2014.

本准则提供通用的护理伦理原则与伦理规范，指导护士临床实践、护理行为和伦理决策。

第一章　总　　则

第一条　护士职责　为护理对象提供专业的关怀照顾，协同医师实施诊疗计划，及时与医疗团队沟通，开展健康教育与康复指导，提供全人护理，履行保护生命、减轻痛苦、促进健康、预防疾病的护理宗旨。

第二条　护理对象　个人、家庭、群体、社区。

第三条　伦理原则　尊重、关爱、不伤害、公正。

第二章　护士与护理对象

第四条　关爱生命，无论何时，救护生命安全第一。尊重人格尊严、知情同意权、自主权、个人隐私权和文化背景。

第五条　善良为怀，仁爱为本，热心、耐心、细心、诚心，提供全人、全程优质护理。

第六条　恪尽职守，审慎无误，无生理、心理、经济伤害，确保优质护理。

第七条　诚实守信，拒绝贿赂，一视同仁，公平正义，维护护理对象利益至上。

第八条　注重沟通、协调，构建理解、信任、合作、和谐的护患关系。

第三章　护士与合作者

第九条　护士与护士、医生、药技、行政、后勤等其他人员之间在人格和专业上是平等的。

要团结互助，互相监督，互相支持，理解宽容，尊师重道，有团队精神，共建和谐医疗团队。

第四章　护士与专业

第十条　忠诚专业，爱岗敬业，遵守《护士条例》，恪守护理行为规范。

第十一条　终身学习，更新护理知识和技能，确保提供高质量的护理实践。

第十二条　遵循技术伦理，循证护理，精益求精；陶冶护理专业精神，发展专业，追求事业。

第十三条　积极参与护理科研，坚守学术诚信，求实创新，自觉抵制剽窃、杜撰、抄袭等学术不端行为。

第五章　护士与社会

第十四条　积极开展全民健康教育，在促进医疗护理公平和公众合理应用、享受卫生资源中坚守良知。

第十五条　当发生严重威胁公众生命健康的突发事件时，以公众健康为己任，主动请缨，服从命令，积极参加救护。

第十六条　积极参与医疗护理改革和社会公益活动，展示护士专业形象，维护职业尊严。

第六章　护士与环境

第十七条　为护理对象营造和提供安全、舒适、舒心的物理环境和人文环境。

第十八条　在护理执业活动中，防止医源性损害和医疗废物污染环境。

第十九条　维护护理对象、护士个人、医疗团队的信息和网络环境安全。

第二十条　共同创建和维护安全、公平、和谐的护理工作环境，以有利于保障提供符合专业价值的护理服务。

第七章　护士自身修养

第二十一条　自尊自爱，自信自强，积极应对压力，保持身心健康。

第二十二条　仪表端庄，言行优雅，严谨慎独，情操高尚。

第二十三条　兼顾事业与家庭，赢得事业与家庭和谐发展。

拓展阅读

石冰心，2014.《星运里的错》抗癌的我［J］.世界电影之窗，（11）：142.

（卢根娣）

五、护理技术操作过程中的护理伦理

案例情景 1

患者王女士，55 岁，绝经 3 年，于 1 周前无明显诱因出现下腹疼痛，排便时疼痛呈间断性，近两天感疼痛频率较前增加，来医院就诊。腹部 CT 示盆腔积液，彩超示子宫内膜回声欠均匀，子宫肌瘤可能，左侧卵巢肿瘤，即收入院拟做进一步诊治。入院后完善相关检查，在全身麻醉（全麻）下进行剖腹探查手术，术中诊断卵巢恶性肿瘤——腺癌IV期，家属签字后遂进行卵巢肿瘤细胞减灭术（大网膜+阑尾切除术+双侧附件切除术+子宫前后壁病灶清除术）。术后给予紫杉醇和卡铂联合化疗加支持治疗。该患者心理脆弱多疑，平时身体稍有不适就怀疑自己生了大病，且精神紧张、睡眠障碍，故家属向患者隐瞒病情，仅告知患者为良性肿瘤，并请求医护人员保守秘密，不要告知患者真实情况。但护士为患者进行化疗时，需要对其进行药物名称、作用、副作用的宣教，尤其是化疗药物副作用比较显著，护士在宣教过程中很难兼顾既要尊重家属意见隐瞒病情，又要保障患者的用药安全和知情权。护士陷入了两难，当护士履行保护性医疗措施时，就会违背患者的知情同意权；作为在临床中与患者接触最密切的护士，当医生决定对终末期患者的病情保密时，患者会转向护士询问相关的病情，这时护士是否应该告诉患者实情？如患者要求查看自己的病历记录，护士又该怎么办？作为专业人士，护士在专业角色上应配合医生保密，但患者有知情权、护士对患者应履行告知的义务。

案例思考

1. 对于该患者，护士如何跟她做知情告知？

2. 如果您是王女士的责任护士，在患者化疗期间该怎样落实个性化的疾病健康教育措施及针对性的用药指导，以免情绪恶化影响治疗？

案例解析

1. 对于护士来说，保护性医疗制度与患者知情同意权之间的相互矛盾是产生伦理困境的一大因素。《医疗机构管理条例实施细则》规定医疗机构在诊疗活动中，应当对患者实行保护性医疗措施，而同时《医疗事故处理条例》中又规定医务人员应当将患者的病情、治疗措施及医疗风险等如实告诉患者。随着我国法律建设的不断发展和完善，人们维权意识的提高，因知情权引发的案例明显增多且呈上升趋势，知情权问题是当前引发医疗纠纷的新特点。医疗知情权属于个人信息知情权范畴，是患者行使选择权和自决权的前提，在充分知情的基础上做出自我选择和决策，保护其人身权和财产权是知情的最终目的，而患者家属出于对患者本人心理承受力的考虑，往往提出在患者面前隐瞒病情的要求。因此，对护理质量和服务质量也提出更高的要求。

　　王女士处于围绝经期，性格脆弱敏感，此次患了卵巢恶性肿瘤并予切除双侧附件，如予如实告知，恐导致患者心理紧张、抑郁，加重病情。但是如果给予保护性措施予以隐瞒，既违反了患者知情同意权，又很难落实疾病健康教育措施及针对性的用药指导。所以责任护士必须和科主任、护士长、床位医生包括家属等共同协商对策，统一口径，包括疾病诊断，治疗方案，药物作用，相关注意事项等，以及如何与患者沟通等。随着人们对护理需求的期望值不断提高，患者在疾病诊治的同时，对护理人员的职业道德技术水平、服务质量提出了更高的要求。为王女士隐瞒病情、创建和谐的护患关系背后，护理工作者可能涉及多项法律法规、伦理道德和规章制度；护士的工作不但应有专业知识，而且必须具备一定的法律知识、伦理知识，站在新的高度看待现代护理是 21 世纪对护理工作者提出的要求。

　　2. 王女士的化疗方案为每 28 天化疗一次，共 6 次。随着化疗疗程的推进，化疗药物不良反应的出现，患者会有所察觉，护士很难长时间隐瞒，故在治疗过程中护士须经得家属同意，通过跟患者沟通，视情况慢慢导入疾病的相关情况，并予以心理疏导和护理，使患者逐渐接受事实，接受治疗，同时不要让患者和家属失去希望，树立和疾病做斗争的信心和勇气。这就需要护士掌握告知坏消息的相关技巧，坏消息的告知需要医护人员应对患者对坏消息的反应，对患者的情感反应采取针对性的处理，让患者参与到决策的制定过程。临床工作中，恶性肿瘤由于其治疗及预后情况差，如何将真实的诊断、治疗和预后告知患者，一直是一个比较棘手的问题，护士对告知坏消息普遍感到压力较大。研究发现护士缺乏告知的知识和技能，没有统一的标准和固定的模式讲述如何告知坏消息，是坏消息难于告知的重要原因。告知坏消息是一种能力，需要加强相关知识与技能的训练，尽量降低坏消息对患者的负面影响，这样既保证了患者的知情权，又能使患者全力配合后续治疗。

知识拓展

保护性医疗与知情权

　　保护性医疗制度是指为了避免心理素质较差的患者在了解真实病情后产生负面情绪不利于治愈疾病从而向其隐瞒真实病情，以令患者在一种稳定的情绪状态下接受治疗、治愈疾病的医疗行为。该措施主要针对的是重症末期及心理素质较差不宜由其本人行使知情同意的患者。

知情同意权指在医疗活动中，医生在针对患者采取一些医疗措施的时候，患者有知悉拟采取的医疗计划、可能发生的各种风险及医疗费用等相关信息的权利。而患者知情同意权的代为行使通常指当患者由于生理或者精神状态自始或暂时性的不健全时，根据法律规定或者通过委托的形式，由其他民事主体来代替行使知情同意权的行为方式。

在医疗活动中，对患者实施知情同意应满足患者必须具有完全民事行为能力，必须由其本人亲自做出方为有效。而对于以下几种情况应优先采取保护性的医疗制度，由患者家属行使知情同意权：①未成年人，必须由其监护人和法定代理人同意；②具有民事行为能力的患者因遭受疾病打击而神志不清、情绪不稳定时；③患者年老、文化教育水平低等因素影响其对医疗措施的理解时；④将病情告知患者可能使其心理和生命健康带来重大危害，如患者的心理承受能力差，病情如实告知后会精神崩溃，丧失治疗信心，甚至出现自杀倾向。

目前我国现行的一些医疗法律法规都要求医生在告知患者治疗相关信息时应"避免对患者产生不利后果。"《病历书写基本规范》第 10 条规定医疗机构在治疗过程中如果为了保护患者利益不宜告诉患者实情的，应当由其近亲属代为行使其知情同意权；《医疗事故处理条例》及其配套文件第 11 条规定在医疗机构或者医务人员在医疗告知活动中应该避免对患者产生不利影响；《执业医师法》第 26 条规定医师应当如实向患者或者其家属介绍病情但应注意避免对患者产生不利后果。医务人员在治疗过程中应当注意保护患者，以免对其造成不利影响；《医疗机构管理条例实施细则》第 62 条规定同样也有对保护性医疗的规定。

当对患者实施保护性医疗时，其家属（其法定代理人或委托代理人）则代理其行使知情同意权，获取疾病医疗计划、可能发生的各种风险及医疗费用的相关信息。《执业医师法》第 26 条、《临床输血技术规范》第 6 条、《病历书写基本规范》第 10 条等都规定了患者的法定代理人、患者授权的人员等具有代为行使主体地位的权利。《民法典》第一千二百二十条规定医师如果为了保护患者利益，可以选择向患者近亲属告知实情。《国家卫生计生委关于推进医疗机构远程医疗服务的意见》第 3 项规定，应向患者充分告知并征得其书面同意，不宜向患者说明的，须征得其监护人或者近亲属书面同意。《卫生部国家中医药管理局关于印发〈中医病历书写基本规范〉的通知》第 11 条规定，因实施保护性医疗措施不宜向患者说明情况的，应当将有关情况告知患者近亲属，由患者近亲属签署知情同意书，并及时记录。

但在采取保护性医疗制度时，随着患者的病情变化、心理的改变、适应性的增加，特别是对患者心理上的疏导甚至是辅以心理医生的治疗后，在充分考虑到患者的性格、心理状态、知识水平、社会地位、家属意向、个人承受能力的情况下，充分尊重患者的权利，采取适当的方式逐渐告知患者相关疾病情况可能也并非完全有害。患者了解实情后，如果处理得当，可进一步增加战胜疾病的信心，配合医生的治疗，或者对个人的重要事项做出安排，如遗产的处置、家属的托付、私人的交代等，不失为是一种理性的选择。不管是否对患者实施保护性医疗，都应该在充分考虑患者的情况、并取得患者家属同意，而且在治疗过程中，应统一医、护、家属及其他社会支持人士之间的口径一致。

拓展阅读

李庆功，2011. 医疗知情同意理论与实践［M］. 北京：人民卫生出版社.

案例情景 2

患者顾女士，50 岁。在外行走时被小轿车撞倒，由 120 送入医院时患者神志不清，疼痛刺激有反应，血压 77/48mmHg，心率 109 次/分，双侧瞳孔散大直径 5mm，对光反射消失，急诊予以扩容、输血等急救措施，同时进行相关生化检验和头颅胸腹部 CT 检查。CT 显示蛛网膜下腔出血、右侧额顶部硬膜下出血、右侧额叶及顶叶脑挫伤。患者因失血性休克，无急诊手术条件，遂收入 ICU 进一步诊治。ICU 予以输血、护脑、止血、抗感染、补液支持等治疗，同时给予心电监护、机械通气治疗、血肿腔引流、硬膜外引流、留置导尿等。

因患者神志不清，有阵发性躁动，为了防止管路拔脱，故护理人员采取双上肢保护性约束。患者女儿探视时，看到此景，提出 ICU 护理人员捆绑患者，剥夺了患者的自由权。

在临床护理实践中，护理人员面临的伦理难题常常不是简单的对与错、是与非的判断，而是在某些特殊境遇下存在的两种甚至两种以上相互冲突的方案。护理人员面临的伦理问题表现为尊重患者的自主权与行使医疗自主权之间的两难处境，其本质是职业伦理与角色道德之间的冲突问题。

案例思考

1. 您作为 ICU 护理人员应怎样与患者家属沟通，取得她的理解？

2. 在日常工作中，作为责任护士对于神志不清、躁动，但全身布满导管的患者，怎样预防计划外拔管或自伤等不良事件？

案例解析

1. ICU 是以救治各类危重症及多系统功能衰竭患者为主的综合诊疗体系，患者病情多危重，常伴有神志不清、躁动不安，为避免非计划性拔管和患者自我伤害，常对患者进行身体约束。身体约束的使用在国外已经有所限制，目前国内关于身体约束为护理决策范畴，不需要医生下达医嘱，由于国内护理人员匮乏，为治疗与护理的需要，我国 ICU 身体约束的使用率远远高于国外。然而，护士尚未意识到身体约束给患者带来的危害，也较少考虑伦理的问题。本案例中，患者神志不清、有躁动，护士为了保障患者的管道安全，采用保护性约束措施，患者自身神志不清无法判断身体约束的必要性，护士忽视了尊重原则在临床实践过程中的具体应用，在约束前未告知患者家属，虽然保护性约束是对患者生命价值的尊重，符合职业伦理精神，但是未体现尊重患者的自主权和知情同意权。患者家属对 ICU 内约束不知情，在探视时发现患者的身体被约束，这时极易引发护患矛盾。

2. 约束带是保护患者安全的措施，但约束带的长期固定会给患者带来生理上的伤害，如出现皮肤破损、引发关节脱臼、血栓性静脉炎，长期约束还会出现尿潴留、肌肉萎缩等；同时使患者有被孤立感，并侵犯了患者的尊严。在护理操作中应落实尊重原则。护士执行身体约束前进行评估，包括评估患者病情、意识状态、肢体活动度、约束部位皮肤色泽、温度、完整性及需要使用约束具的种类和时间等，切忌盲目、随意约束患者，减少预防性约束的实施，从而减轻患者痛苦，避免造成不必要的损伤。充分体现护士对患者人格和平等人权的尊重，同时尊重患者的自主权和知情同意权。患者及家属有权决定是否被约束。有效的沟通有助于避免伦理困境的出现，伦理困境出现后也有助于其合理解决。护理人员可在约束措施实施前与患者及其家属沟通，取得理解与信任；同时，要加强对清醒患者的告知工作，鼓励患者表达感受，充分尊重患者的自尊心和人格，减轻患者身体及心理不适，使其接受现有的医疗护理支持，从而减少约束不良事件。

知识拓展

规范使用保护性约束

身体约束是指使用任何物理或机械性设备、材料或工具附加或邻近患者的身体，患者不能轻易将其移除，达到限制患者自由活动或使患者不能正常接近自己身体某部位的目的。身体约束不是一种简单的捆绑技术，主要是利用约束用具保护患者及周围环境免遭损害，是一项特殊护理操作技术，它包含着一定的医疗风险。用保护性约束被视为控制住院患者躁动及预防非计划拔管的重要措施，可以防止患者伤害自己或他人，保障患者安全，一般应用于精神科、重症监护病房和老年护理之家。

美国医疗机构评审联合委员会国际部 （Joint Commission International，JCI）评审标准中患者治疗 （Care of Patients，COP） 指出医疗机构主要目的是为患者治疗，在一个支持性环境中针对每例患者独特的需求提供最适宜的诊疗服务，其中有规章制度和程序指导约束用具的使用。JCI 标准下的约束理念是医院尊重每例患者自主选择治疗方案的权利，其中包括不受约束的自由，除非有明确的指征。当患者自主选择的自由和医疗安全的需要发生冲突时，应充分考虑两者之间的平衡以找到最佳解决方案，以便提供最优质的服务。对患者实施约束必须严格掌握指征，尽量减少使用。

关于保护性约束，目前国内外研究的焦点多集中于身体约束在重症监护病房的应用、与非计划拔管的关系、对患者的影响及心理体验、护士的认知及心理体验等，较少从伦理学的视角全面审视身体约束。但随着社会经济的发展，人们维权意识的增强，由伦理问题所引发的医患纠纷时有发生。对于医务人员而言，通过约束保护患者与尊重患者的自主权、自尊及知情同意权之间，存在两难的选择。妥善处理身体约束中的伦理问题，有助于患者的康复与和谐医患关系的维护。

在我国，有关身体约束相应的规范很少，主要是在精神科领域有关于约束的一些探讨，目前还没有针对整个医疗领域的保护性约束规范，但有些地区已经出台了相应的规范，如上海 2002 年 4 月 7 日正式出台了《上海市精神卫生条例》，并于 2014 年对该条例进行了修订，条例对保护性约束有了相应的意见。2006 年《北京地区三级甲等医院评审标准实施细则》中明确指出，身体约束要通过医师进行诊断，并根据医嘱实施，只有在紧急情况下按照《中华人民共和国护士管理办法》第 21 条规定的护士在职业中遇紧急情况应及时通知医生并配合抢救，医生不在场时，护士应当采取己所能及的紧急措施来执行，酌情实施身体约束，而后再通知医师补开医嘱。同时，在医护人员执行身体约束前要进行知情同意程序，即对患者或家属解释患者身体约束实施的办法等进行告知，方可进行约束。约束不仅与健康实践有关，而且与文化背景、政策法规息息相关，需要相应的政策法规来健全规范约束制度。

拓展阅读

大泽文孝. 2016. CODE BLUE［J］. I·O, 41（12）: 84-86.

（汤培凤）

六、手术治疗过程中的护理伦理

（一）普通手术过程中的护理伦理

案例情景1

患者张大爷，72 岁。1 个月前因腹痛难忍入院，经 B 超、CT 等检查后被确诊为胃癌中期，主治医生经过与患者家人沟通，确定要采取积极的手术治疗方式来治疗。由于患者年纪较大，且是半文盲，就诊时医护人员多与患者家属进行沟通解释，家属考虑到张大爷的心理承受能力，怕他知道病情后因心理负担太大而影响后续治疗，一直都请求主治医生将病情描述为"急性胆囊炎"进行告知，告诉张大爷只需要做一个腹部小手术就可以恢复健康。但张大爷发现子女们与医生沟通交流时总是回避着自己，问起病情时回答也总是吱吱呜呜，因此他对自己的真实病情存在疑惑和不安，总感觉医生和子女对自己隐瞒了真实病情，对手术治疗也很犹豫。完善各项术前检查后，张大爷被通知：今日手术，手术室负责该手术的巡回护士小李已在术前被告知须隐瞒患者真实病情，张大爷在子女的殷切护送下被推进了手术室，小李将张大爷妥善安置于手术床上，开始核对身份信息与手术相关信息。小李按常规询问张大爷的姓名、性别、年龄、手术方式等，当问及手术方式时，张大爷明显开始紧张了起来，并握着小李的手不停地询问自己到底做什么手术，真的只是做个小手术吗？小李看着张大爷恳求的目光，她的内心纠结而困惑，究竟该不该告诉张大爷真实情况呢？这时张大爷发现了小李眼中的犹豫，立即握着小李的手坚定地说："小姑娘，别担心，我都能接受的，你告诉我吧，我还有很多事情放不下，我不想不明不白的，告诉我真实情况吧，如果你不说，我就不做手术了。"小李真的不知道接下来到底该如何回答了。

案例思考

1. 对于张大爷这种情况，接下来什么样的医疗照护会对他有所帮助，为什么？
2. 如果您是巡回护士小李，您会告知张大爷真实病情吗？您与家属、医生将如何进一步的沟通，通过沟通交流您希望取得什么样的共识？

案例解析

1. 从案例中，我们可以了解到张大爷如果得知自己病情的真实情况可能会产生一定的心理负担，因此患者家属从减轻老人心理负担，提高后续治疗效果的角度请求医护人员隐瞒病情在生活中非常常见，但是并不一定就是正确的。在国外，癌症可以不告诉家属，但一定要首先告诉患者本人，是否告知家属，这是患者的权利，因为这涉及他本人如何去分配余生的时间，还有如何处理财产分割等，确实应该告诉患者，但中国有自己的国情与文化氛围。人们基本是谈癌色变甚至是吓破胆，在得知自己得了"癌症"后立刻一蹶不振、意志消沉，即使配合治疗，但是仍然想着自己很快会因为癌症而死亡，进而影响到后续的治疗。所以我们的很多家属基本上都是与医生沟通，尽可能将病情轻描淡写的告知患者，把实际情况告知家属即可，从医生的角度来说，虽然有违患者的知情同意权，但是从治疗效果及患者的承受能力来考虑又是合乎情理的。如若患者心理可以承受，医护人员可使用一定的技巧逐步告知患者实情。可采用慢慢透露的方法，不一次性直接告知，而是由模糊到清晰，逐步向患者揭露真相，先透露部分信息，让患者有所觉察，等他有所心理准备后，再借机说出实情。而如果患者心理承受能力较差，则可选择先暂时隐瞒实情，待患者经治疗病情平稳后，再与家属协商告知时间与方法。

2. 当前我们的护患沟通基础还相对薄弱，护士在面对患者时保持"告知"而非"沟通"的态度，在实际工作中，护士更多的是交代注意事项，而较少关心患者的体验和情绪。在此建议护士可以酌情来进行高品质的沟通。如果发现患者心理素质比较好，又希望知道手术进展及病情的，可以再去跟医生及家属沟通，共同决定是否告诉患者真实病情，待患者情绪平稳后再进行手术治疗。如果患者容易恐惧或激动的，可以以柔和恰当的语言安抚患者，稳定患者情绪，待手术治疗后由家属酌情告知。

知识拓展

手术室护理伦理要求

全国医学高等专科教育"十三五"规划教材《护理伦理与法规》有关于手术室护理伦理要求，术前、术中、术后护士需要做到以下几点。

1. 术前的护理伦理规范

（1）关心患者、加强护理：护士应该主动关心、体谅患者，掌握患者心理状态，耐心回答患者提出的问题，消除患者的紧张感和恐惧感。在交流中，护士应采用鼓励性的语言与患者交流，还可以指导患者进行放松训练。

（2）知情同意、手续完备：护士要协助医师做好患者的知情同意工作，要明白患者和其家属有权了解自己的病情和手术目的、过程和手术风险性，有权决定是否开展手术，而护士本身有向患者详细告知病情的义务。

（3）术前准备、工作认真细致：手术前的准备工作，护士应严格遵守规章制度、周密细致、认真负责、不要疏漏，并对工作的执行效果进行检验。

（4）优化环境、协调多方关系：为患者安排一个安静、整洁、舒适的术前环境，是确保手术顺利的必要条件。协调好医、护、患三者之间的关系，使患者以愉快、稳定的情绪和乐观的态度迎接手术。

2. 术中护理伦理规范

（1）关心患者、体贴入微：患者进入手术室，通常比较紧张和恐惧，护士应当陪伴在患者身边，给予专门的照顾，安慰患者，做到体贴入微。在采取一些护理措施时，应耐心向患者解释，以取得患者的配合与理解。手术时密切观察患者情况，患者提出的合理要求应尽量满足。

（2）态度严肃、作风严谨：在手术中，参与手术的医务人员要始终保持态度严肃、全神贯注，要避免谈论与手术无关的问题，保持手术室的严肃与安静。在手术过程中一旦出现病情变化或发生意外，也应当保持镇定，积极主动地解决问题。严格遵守无菌操作，加强无菌监督，禁止与手术无关人员进入手术室。手术中，护士必须技术熟练、反应敏捷、沉着冷静，有条不紊，操作稳、准、轻、快。手术缝合切口前，要认真清点器械、纱布等，以防止纱布、手术刀、针、剪遗留在患者体内。

（3）精诚团结、密切协作：手术是手术医师、麻醉师、器械护士、巡回护士等人员的综合技术活动，护理人员要与其他医务人员互相支持、互相尊重、互相理解。

（4）关心家属，耐心解疑：患者家属通常对手术进展十分关心，急了了解，这是人之常情。护理人员应充分理解家属心情，及时通知手术进展，耐心回答家属提出的问题，解除他们的担忧与不安。但对于家属提出违背手术室常规护理的要求，护理人员应当给予拒绝并进行解释。

3. 术后护理伦理规范（这一部分是由手术室护士与病房护士共同承担）

（1）严密观察、及时处理：手术后，护士应重点监测患者的生命体征，评估患者情况，准确执行术后医嘱，严密观察患者，特别是呼吸道有无分泌物梗阻、窒息，有无休克、内出血等潜在可能，遇到紧急情况应果断处理，争取时间，及时处理。

（2）预防意外、勤于护理：手术后，尤其在麻醉复苏期，患者常会出现躁动、幻觉、意识不清等表现。一旦躁动发生，应明确原因、去除诱因，耐心解释及安慰患者，勤于护理。术后患者由于生理上的不适、容易产生焦虑、忧郁等心理不良情绪，护士应对患者耐心解释，讲述术后康复的注意事项。

拓展阅读

韩琳，2018. 护患沟通典型案例解析［M］. 北京：人民卫生出版社.

案例情景 2

一位阿拉伯地区的已婚女士来到中国，因意外遭遇了车祸，被送往医院紧急救治，经体检和 CT 检查后诊断为右胫骨开放性骨折，需进行紧急骨科手术。患者推入手术室时，接收患者的手术室护士须为其去除污染的衣裤，此时患者及家属均表示反对，并强调坚决不能由男医师进行救治。在阿拉伯地区尤其是信奉伊斯兰教的人们对女性束缚颇多，伊斯兰教的教义严格，认为妇女除双手、双足及面部外，其余身体部位均为羞体，必须遮住，不能显露给丈夫和至亲以外的男子，包括男性医护人员。而该医院的骨科医生均为男性，患者目前大量失血，危及生命，必须立即进行手术治疗。手术医护人员如何在尊重患者的宗教信仰的同时确保紧急手术抢救患者生命呢？

案例思考

1. 一方面是急待手术救治的患者，另一方面是患者所信奉的宗教规则，我们采取什么样的医疗照护会对患者有所帮助？为什么？

2. 如果您是一名手术室护士，您会如何与患者及家属进行交流沟通，并采取怎样的合理有效措施来解决案例情况？

案例分析

1. 在救助患者和尊重患者的宗教信仰之间进行抉择，虽然救助患者和尊重患者的知情权、选择权、处分权都是医务人员的职业伦理要求，但医生最基本的职责还是救助患者。《民法典》第一千二百二十条规定了因抢救生命垂危的患者等紧急情况，不能取得患者及其近亲属意见的，经医疗机构负责人或者授权的负责人批准，可以立即实施相应的医疗措施。在患者生命垂危之际，第一要务是实施治疗措施。关于患者的宗教信仰，我们需要尊重，但在患者无法表达正确意愿时，根据我国法律的规定，医生不实施救助行为必然构成不作为犯罪，而紧急医疗措施只要不是造成医疗事故，均在免责范围。从手术室护理角度出发，护士与医生同样秉持着紧急救助伤员的第一要务，手术室护士女性居多，因此可以在与患者家属或患者协商后，由女性护士完成全部消毒铺巾工作，从而起到最大范围内的遮挡，而男性主刀医师仅需要针对亟须治疗的部分采取紧急措施，这样算是救治与信仰之间的一个折中。

2. 同时，对于此类特殊的患者，仅靠医生职业伦理要求是完全不够的，我们需做得更人性化、更合理一些，更需要相关制度和法律的完善。比如，是否在值班制度上同时有男女医生在岗；人们对自己生命健康在不违背公序良俗的情形下有自由处分权，医院方可以取得其家属或本人同意的，应让其签订责任书，不能取得同意的，应施行相应医疗措施，但在事后可以允许"善意的隐瞒"；若无法得知患者的特殊情形，实施医疗措施后，患者认为自己的权益受到侵害，应当认定医生的行为是正当的。

知识拓展

医务人员需要尊重患者的宗教信仰

中国是一个有着多种宗教的国家，主要有佛教、道教、伊斯兰教、天主教、基督教等。我国宪法规定："中华人民共和国公民有宗教信仰自由。"患者来医院就诊时，医务人员应尊重患者的宗教信仰。

1. 佛教　在饮食方面，汉传佛教禁吃"荤"和"腥"，包括有异味的蔬菜，如大蒜、大葱、韭菜等。佛教还要求僧人不饮酒、不吸烟。在个人生活方面，不结婚，不蓄私财、不自歌舞，不观看歌舞，不坐卧高级豪华床位，不接受金银等财宝，不看相算命等。

2. 道教　对道教中人一般男女通称为道士、师父或道长，可以呼女道士为"道姑"，忌讳问道士的年龄，道家历代至今就有"道不言寿"的说法；讳问道士为何不改姓和能否结婚；道教见面礼节以抱拳稽首为主。

3. 伊斯兰教　伊斯兰教不准向任何画像、雕像、塑像行礼。在饮食方面有很多禁忌，而且非常注重和严格，具体规定为：凡有犬齿且猎食其他动物的猛兽、凡有利爪且捕食其他动物的猛禽，以及大象、骡子、鼠类和爬行动物均不可吃；自死之物，动物留出的血液，猪肉和诵非安拉之名而宰的动物列为不洁之物禁止食用。应该每天淋浴，但不准泡澡。

4. 天主教　根据教会传统，天主教的主教、神父、修女是不结婚的。神职从商禁忌。离婚禁忌。堕胎禁忌。天主教会的主日，即周日，规定教徒都要到教堂参与弥撒，除非有不许耽误的重要事情，如自己生病、照顾重病患者等。同时教会对于在周日必须上班工作的信友给予宽免。天主教会制订了守斋规则：小斋，即素食，在周五这一天，禁忌吃猪、牛、鸡、飞禽、羊肉，即热血动物的肉；大斋，每年复活节前 40 天内守的斋，故称封斋月。每年在圣灰礼仪日和耶稣受难日，凡年满 18 周岁至 60 岁信友都必须守大斋。大斋日这天午餐可吃饱，早、晚可按本地习惯吃少许点心。信友因某种原因不能守斋，可请求"豁免"，如妊娠妇女或哺乳期妇女可以不守大斋。

5. 基督教　基督教徒唯一崇拜的就是上帝，禁忌崇拜其他的神。在饮食方面，规定教徒每周五及圣诞节（12 月 24 日）前夕，只吃一些素菜或者鱼类，不吃其他肉类。如和基督教徒一起用餐，要待教徒祈祷完毕后，再拿起餐具。赠送礼品给基督教徒，要回避上面有其他宗教或民族的神像图腾等。在耶稣受难节那一周，不要邀请基督教徒参加私人的喜庆活动。另外，他们忌讳数字"13"和"周五"，要是 13 日和周五恰巧是同一天，他们常常会闭门不出，在这些时间，不要去打扰他们。

拓展阅读

路易斯，2013. 返璞归真［M］. 上海：华东师范大学出版社.

（王艳梅　尹　丹）

（二）微创手术过程中的护理伦理

案例情景 1

患者张先生，52 岁。体检时经 CT 检查发现右上肺有一个磨玻璃小结节，性质不确定，经过 2 周的抗炎治疗后无变化，怀疑恶性肿瘤，医生建议手术治疗，患者反复考虑最后决定接受手术治疗，采用胸腔镜（微创）下行肺叶切除术。患者术后第 3 天下床活动后突然出现呼吸困难、末梢血氧饱和度下降到 90% 以下，疑似为急性肺栓塞予以积极抢救，进行气管插管、人工呼吸机辅助通气和抗凝治疗；随后出现伤口出血量增加，予以积极输血、补液对症治疗。患者经过积极救治 1 周后，病情逐渐稳定下来。

案例思考

1. 微创手术外观伤口小，而机体内部组织切除与传统手术方式差别不大，对于患者而言，难以预料可能的风险，如何进行沟通能使张先生理解和接受呢？

2. 如果您是张先生的责任护士，如何沟通能令他对微创手术过程和后期的康复有很好的理解？

案例解析

1. 微创手术是最低限度损伤的手术，也可理解为"尽可能"小的损伤，而决非"微"乎其微，因为这些手术照样会带来严重的损伤，甚至危及生命。现代外科学正在蓬勃发展，无疼痛、低风险的手术仍是外科医生共同追求的目标。微创手术进入临床面临许多技术挑战，外科医生在采用手术治疗疾病的同时，也应关注手术创伤导致机体应激可能带来的患者康复等问题。微创技术、精准切除、损伤控制等理念已被外科医生广泛关注并且应用于临床。

2. 传统的手术治疗，外观上手术切口大，对患者损伤严重；而微创手术，也可能造成对其他的内脏组织牵拉损伤，手术所致疼痛感仍然存在，不容忽视对患者术后的恢复造成影响。医学技术创新不仅需要严密的理论依据、严谨的实验方法，还需要充分的临床验证，经过广泛的实践和研讨论证，证明效果可靠，操作方法和并发症预防及处理较其他同类技术有较明显的优势，方有推广应用的价值。

知识拓展

微创外科这一词顾名思义要比"腔镜""小切口""小径路""内镜"外

科更为广泛，它是要达到造成最小伤害（局部及全身）的外科。可以说，微创外科是指要在任何外科创伤应激下，达到最佳的内环境稳定，最佳的治疗效果。现代外科的重要发展趋势之一是手术的有限化、微创化和智能化。

近年来，国内许多大医院陆续开展达芬奇机器人手术系统（Da Vinci surgical system，DVSS）。国内外研究结果表明，DVSS 胸部手术，不破坏胸腔的骨性结构，创面减小，如不出现意外则出血量小，并发症少；无中转开胸，术区疼痛明显减轻，呼吸和咳嗽排痰时疼痛较轻，术后并发症（无肺不张等并发症发生）、手术创伤和出血量明显减少，可减少肺部感染的发生，美观性明显提高；手术仅需 3～4 个 1cm 长的切口即可，创伤小，恢复较快，美观性好，其精细性及放大作用可以明显减少副创伤及出血量，减轻患者疼痛。尤其对于某些高龄患者及高危患者（长期应用激素致骨质疏松者），行 DVSS 手术可避免开放手术带来的创伤，明显减少呼吸道并发症发生，利于安全渡过围手术期。尤其对于重症肌无力患者来说，减少术后感染率即可明显降低重症肌无力危象的发生率。

我们将基于有效性、安全性、经济学的结果作为证据来进行伦理学判定。如针对满足患者受益，其包括消除患者病痛，改善患者功能，延长患者生命，恢复患者健康四方面，有效性、安全性结果中的术区疼痛、复发、并发症、围手术期死亡、术中出血，原有疾病所致功能影响的改善，随访生存时间，生活质量等结果依次作为上述三方面的判定依据。同时，将经济学中有关住院费用、耗材费用、术后住院时间、拔除胸腔引流管时间、下床活动时间等研究结果，作为判断 DVSS 对患者家庭经济负担的伦理判定依据。各项研究提示我们仍应加强 DVSS 的临床前审查，临床应用及术后随访中设立相关评价指标，才能得出更科学合理的研究结果，作为决策证据。

早在公元前 4 世纪，古代希腊医学家 Hippocrates 曾告诫医生"不要做得过多"，这里面已孕育着微创观念的萌芽。手术是外科治疗的主要方式，但从人类的愿望和科学技术发展规律上看，外科医生应以最终摒弃各种对患者造成创伤的治疗方式为努力目标。医生要开展微创外科所涉及的利益可能发生在三个层次上：一是微观层次，即患者个人利益：对于患者来讲，微创外科具有创伤少、痛苦小、恢复快、疗效可靠、并发症少的优点；二是中观层次，即医院及医务人员的利益：医院及医务人员的利益是与医学目的紧密相连的。开展微创外科体现医务人员冲破传统观念束缚、努力创新的精神，符合"医乃仁术"的医学伦理目的，而且能带来好的医疗市场。三是宏观层次，即社会利益，开展微创外科能得到社会支持，取得好的社会效益。

拓展阅读

麦克尤恩，2008. 星期六［M］. 夏欣苗，译. 北京：作家出版社.

案例情景 2

患者周女士，22 岁，未婚。因右下腹疼痛 4 小时，独自来急诊就诊。入院体检：心率 110 次/分，律齐，血压 90/60mmHg，腹平软，下腹压痛，以右下腹为甚；医生询问月经史，性生活史等，患者神情慌张，回答含糊不清，医生以初步诊断"急性阑尾炎"，立即进行腹腔镜探查术，通知患者办理急诊入院。腹腔镜探查术中发现阑尾正常，右侧输卵管妊娠破裂出血，医生征得患者同意，行结扎止血术，手术顺利完成。术后追问月经史，已停经 40 余天。患者再三请求护士和医生为其异位妊娠保密，并要求不要告知其家属。然而，数天后患者出院时，患者母亲得知消息赶来医院，神情紧张，不停地询问接诊护士女儿是什么手术？手术情况如何？护士因之前患者的请求，考虑再三对患者母亲做了有保留的陈述，但对患者母亲进行了心理疏导，减轻其焦虑紧张情绪、平复心情。

案例思考

1. 医生的行为是否属于误诊误治？
2. 你觉得该护士的行为符合伦理原则吗？

案例解析

任何一种手术治疗都会给患者带来损伤和痛苦，选择手术治疗需遵循有关的伦理原则。早在 20 世纪 30 年代，我国震旦大学医学教授宁国宾在《医业伦理学》一书中提出选择手术的三个必要条件，①非必要时不施手术；②无希望时不施手术；③患者不承诺时不施手术。这些伦理原则在今天仍适用。异位妊娠，尤其是右侧输卵管妊娠破裂腹痛，容易误诊为急性阑尾炎，但异位妊娠患者有闭经史或有附件炎症病史，腹痛较阑尾炎更重，疼痛可向腰部放射，常伴有晕厥现象；阴道可有少量血液流出，出血多时可有脉搏频数，血红蛋白骤降等内出血症状；腹部反跳痛及肌紧张均不明显；乳房及外阴部有妊娠征象；必要时行阴道后穹穿刺抽出血液可确诊。本案例中医生在问诊和辅助检查中确有不周全之处，但在问诊中发现患者含糊其词，但不能强迫询问，考虑病情紧急，采用腹腔镜探查术检查确诊，是符合手术伦理原则的，不属于误诊。该决定尊重了患者的隐私，也及时发现了患者的疾病，符合手术治疗的原则，且在腹腔镜探查中发现右侧输卵管妊娠破裂出血，果断采取结扎止血，解除了患者痛苦，保全了患者生命。在治疗原则和伦理原则上不存在缺陷，符合道德要求，对患者未隐瞒、未误治，积极就诊。从医德规范角度，医务人员应不断钻研医术、精益求精，在观察诊断治疗时，应具有严谨科学的态度和高度负责的精神，做到周密细致，一丝不苟，尽量避免差错事故的发生，以提高医疗服务质量。

而关于护士对患者家属的保留陈述，从伦理角度这是一个"两难"境地。患者有权要求医务人员为其保密，医护人员有责任尊重患者隐私权，有责任为患者保密相关疾病情况。本案例中患者年龄22岁，意识清醒，是一个具有完全民事行为能力的个体，有自主权、独立决策权，并具有独立承担相应责任的义务。因此，患者有权利要求医方对其病情保密，包括对其家属，医方必须尊重患者这一要求。回归本案例，患者明确提出要求对其家属保留隐私权的相关要求，医务人员应给予尊重，护士对患者母亲的保留陈述也是尊重患者隐私的责任。这不仅是维护患者的自主权利，也有利于建立护患之间的信任关系。而护士对患者家属同时承担着解释说明的义务，对疾病诊断和处置情况，给予真实和负责的陈述，不能随意缩小或扩大，面对患者家属的询问，本案例护理人员按照尊重患者、不伤害患者的伦理原则，给予患者家属保留陈述，既尊重了患者权利，在解除患者躯体痛苦的同时，也以同情、理解和关怀精神，减轻了患者精神上的负担。

知识拓展

腹腔镜探查术是可以用来寻找病因或确定病变程度并进而采取相应手术的一种检查和（或）治疗方法。对病变确诊患者可立即进行手术治疗，也可以辅助疾病诊断。目前，腹腔镜已成为女性不孕症必不可少的诊断和治疗手段之一。通过腹腔镜可以迅速明确不孕的原因，同时也能进行可能的治疗，如盆腔粘连分离、子宫内膜异位症清除、输卵管手术等。腹腔镜具有微损伤、恢复快、并发症少、痛苦轻等特点，不仅可以直接观察正常脏器和病变组织，也可以在直视下活检、取得病检的证据等。

1.腹腔镜手术与传统手术相比具有以下优点。

（1）腹腔镜手术对腹腔内脏器扰乱较小，避免了空气和空气中尘埃、细菌对腹腔的刺激和污染。术中以电切电凝操作为主，对血管先凝后断，止血彻底，出血极少，手术结束前冲洗彻底，保持腹腔清洁。因而术后肠功能恢复快，可较早进食，又大大减少了术后肠粘连的因素。

（2）腹腔镜手术是微创手术的代表，创伤大为减小，手术过程和术后恢复轻松，痛苦少。

（3）腹腔镜术后可早期下床，睡眠姿势相对随意，减轻了家属陪护的强度。

（4）腹壁戳孔小（3～10mm不等）、分散而隐蔽，愈合后不影响美观。

（5）腹腔镜手术一般采用全身麻醉，各项监护完备，安全性增加。

（6）戳孔感染远比传统开刀的切口感染或脂肪液化少。

（7）腹壁戳孔取代了腹壁切口，避免了腹壁肌肉、血管和相应神经的损伤，术后不会出现腹壁薄弱和腹壁切口疝，不会因为腹壁肌肉瘢痕化影响运动功能，不会因为腹壁神经切断引起相应皮肤麻木。

2.腹腔镜诊断适应证

（1）了解盆腹腔肿块的部位、来源、性质、大小，必要时活检。

（2）寻找不育原因，确定矫治方法，判断生殖预后和结果。

（3）子宫内膜异位症的诊断、分期及治疗效果的随访。

（4）明确急、慢性腹痛原因。

（5）了解生殖道畸形部位、卵巢形态、必要时活检。

（6）恶性生殖道肿瘤术后或化疗后疗效及其预后评价。

3.腹腔镜手术适应证

（1）盆腔肿块、子宫肌瘤相关手术。

（2）异位妊娠：早期诊断同时行保守性或根治性手术。

（3）不孕症：在诊断病因的同时行盆腔粘连分解及输卵管整形术。

（4）子宫内膜异位症病灶的电凝或切除。

（5）盆腔感染性疾病病原体的检查，同时行盆腔粘连分解、脓肿切开引流、输卵管卵巢囊肿切除术。

（6）计划生育、生殖助孕方面手术。

（7）生殖道恶性肿瘤手术：早期子宫内膜癌、宫颈癌、卵巢癌手术，包括广泛全子宫切除术、盆腔及腹主动脉旁淋巴结切除术、大网膜及阑尾切除术。

拓展阅读

葛文德，2015.医生的精进［M］.杭州：浙江人民出版社.

（李玉梅　宋莉娟）

（三）整形手术过程中的护理伦理

案例情景1

患者王女士，23岁，公司职员。王女士有一个相恋4年的男朋友，男方是自己的同学，两人感情一直较好。但 3 个月前，男友突然提出分手，王女士伤心欲绝，反复询问男友分手原因，并想挽回这份感情，但男友均回答是以"性格不合"拒绝她。之后一次偶然的机会，王女士在商场遇到前男友正和一位女士逛街，看起来感情很好，王女士觉得那个女孩并没有自己好看，但是身材很好，于是王女士自觉恍然大悟。王女士乳房较小，虽已成年，但仅仅是"A 罩杯"大小，刚恋爱时男友曾笑话她"胸部小到不像个女人"，因此王女士一直很自卑。现在男友找了一个丰满的新女朋友，王女士更加认为是因为自己的身材问题导致了分手，情绪一度非常低落。

两天前，王女士决定做隆胸手术，和父母沟通后遭到强烈反对。父母认为健康最重要，隆胸肯定是存在风险的，所以坚决不同意女儿去做这样的手术。王女士见说不通父母，便打算自己来医院，结果父母知道后情绪激动，这样让王女士更难过，觉得父母也不理解她，几度崩溃。但王女士下定决心，如果不让她隆胸她宁愿去死，父母虽不能理解王女士的行为，但自觉劝解无效，最终只好答应王女士的要求。王女士入院后，情绪不稳定，或低落或激动，既因为即将改变自己而高兴，又有些担心将来的康复，隆胸虽说可以让自己自信，但是会不会也会有人因为隆胸而以异样的眼光看她？王女士有一次和护士说："我一直因为自己乳房小而自卑，这次又因为这个男朋友和我分手，我真的很痛苦。我又不是第一个隆胸的人，那么多人都这样做了，而且成功了，我为什么不行？既然这样能让我更自信，能让我不再因此自卑，不是很好吗，我有错吗？"

护士小刘耐心给王女士解答了手术的风险、预后等问题，但是对于她的提问，护士小刘觉得自己也不能很好地回答，她很理解爱美是人的天性，但是不是因为爱美而选择手术。

案例思考

1. 对于王女士的问题，护士应该如何处理？
2. 在对王女士的护理过程中，应该注意些什么？

案例解析

1. 美容整形外科是指用外科手术或其他医疗手段，对正常人容颜及形体美的重塑。其目的是对正常人容颜及形体美重塑，使人更年轻、更漂亮。

爱美之心人皆有之，追求美是人的天性。美容整形行业的发展，使求美者可以在不伤害自己身体的情况下更加安全地追求美丽，满足了人们精神方面的需求。可以帮助患者消除自卑感。对于像王女士这样的求美者来说，医疗美容不仅可以使他们的容貌得到改善，更是一种心灵慰藉，影响到他们的发展和整个精神状态的改变。因此，不能简单地说，想要美容整形是对是错。

　　但是，美容整形也有消极的影响，如容易使人形成只追求外表美丽，而忽视内在美的错误价值观。有研究表明，不少美容整形患者存在着不同程度的情感障碍、人格障碍和行为障碍。有些患者由于容貌形体缺陷，往往因社会偏见所致在情感和人格方面有心理障碍，学习、就业、婚恋、社会交往等方面都受到很大的影响，产生体形貌视（主要表现为自我否定、自我貌视、自我放弃、自我封闭等）和强烈的自卑感，容易陷入紧张焦虑状态，甚至可能会引发社会问题。另外，目前，整形美容引发的医疗事故逐年增多。可见对整形患者来说，心理护理甚至比身体护理更重要，良好的护患沟通发挥重要作用，护理人员需要切实了解患者的心理状态、情绪变化及对手术的期望和顾虑，护理人员所传递给患者的信息才能被患者接收到，并被患者理解。

　　护士在和王女士沟通的过程中，要注意保护患者隐私，按照规定详细讲解手术风险、康复注意事项等，同时，也应该给予其心理护理，让王女士在身体康复的同时，也注重自己心理的健康，正确看待自己的感情，更好地从内在充实自己。

　　2. 追求美是人的正当权利和需要。医疗美容是介于医疗诊疗和美容服务之间的一种特殊服务，两者有一定的不同之处：普通的医疗救治面对的服务对象是身体上患有疾病，需要进行医疗诊治的患者，而医疗美容常是用来帮助那些生理健康，但是在某些躯体部位上还存在不够理想状态的患者，是对生理健康的人群进行整容和人体各部位的修复与再塑，满足求美者对自己容貌或身体各部位的"美化"需求，意图改变患者的外观。

　　美容整形是一把双刃剑，它的出现既加快了人们寻美的步伐，也给人们的生活带来一定的消极影响。有人认为医疗美容不仅可以使求美者身心愉悦，还能够使他人得到视觉上的享受，提高个人的生活质量和促进社会的和谐发展，但是人们对美的需要必然是以生命为载体、以健康为基础的。

　　医护人员对美容整形的患者，应该遵循无伤害原则、保密原则及诚信原则。①无伤害原则：医护人员不仅要尊重整容患者的生命健康，还要关注整容是否使他们达到自我审美的满意和愉悦感。在医疗服务实践中，整容医师需了解求美者的整容动机和生理现状，结合美容心理、美学修养和美容风险等知识合理地节制个人欲求，尽量将患者的伤害降到最低。②保密原则：中华医学会组织编写的《临床技术操作规范：美容医学分册》规范了尊重和保密原则，明确提出医疗美容技术操作者应尊重美容就医者的隐私权和肖像权。在医疗美容实践中，医生要对与整容者的交谈内容及其个人基本信息、就医记录和美容心理咨询信息等内容保密。未得到当事人的允许，绝不能擅自公布其术前、术后照片。③诚信原则：医务人员在医疗服务中要忠实地履行职业道德义务、法律义务及各种自身的权利，如实告知手术风险和预后情况，使求美者明确知晓手术后可能达到的效果或可能出现的意外和并发症等。

知识拓展

美容医学伦理宣言

美容医学是维护健康美与生命美的崇高事业，是医疗保健事业的重要组成部分。

1. 在医疗美容实践中，每一位美容医学工作者都有义务维护医学的纯洁性，自觉遵循医学伦理学原则和职业道德准则。

2. 以科学性、艺术性、道德性相统一为美容医学的基本原则；以健与美的高度和谐与统一为美容医学的终极目的。

3. 以仁爱之心，关怀美容就医者，尽力给予全身心的抚慰。

4. 在合法经营的同时，倡导经济援助和无偿技术服务等社会公益活动。

5. 严格掌握各项医疗美容技术的适应证和禁忌证，对所实施技术项目的优点、缺点、并发症等情况有说明的义务，在双方自愿的原则下签订知情同意书。切忌滥施美容治疗。

6. 遵守国家的各项法律法规，不使用未经国家有关部门批准的各种医疗器械和人体植入材料等。

7. 在美容医疗技术操作过程中，力求创伤最小，审美效果最佳。

8. 尊重美容就医者的隐私权和肖像权，未经美容就医者同意，不得在非学术刊物及各种媒体上使用术前和术后照片等资料。

9. 以诚信为本，不在论文、报告及广告中弄虚作假。

10. 尊重同行，团结协作，实事求是，发扬学术民主。鄙视抬高自己和贬低别人的不道德行为。

美容医学工作者应以良知履行上述职业道德准则，并自觉接受社会各界的监督。

中华医学会医学美学与美容学分会
中华医学会医学伦理学分会
2004 年 5 月 14 日

拓展阅读

菲莉普斯，2018. 破碎的镜子：为什么我总觉得自己丑？［M］. 周艺新，译. 北京：世界图书出版公司.

案例情景 2

患者刘先生，25 岁，消防员，具备良好的耐力、力量、速度、灵敏和柔韧性等身体素质，能适应在复杂、多变和危险的环境中进行灭火战斗的需要。工作几年来，他参加了很多次消灭火灾、抢救灾害，危险的工作总是冲在最前面，不怕苦不怕累，单位的同事和领导都赞不绝口。刘先生也会参加一些消防安全设施稽查与消防安全知识宣传等，他长得很精神、很英俊，又风趣幽默，讲解时深入浅出，通俗易懂，每每获得掌声无数，简直是一个小明星。工作中，刘先生因自己优异的表现每年都被单位评优，生活中，刘先生也觉得自己很幸福，有一个比自己小 1 岁的女朋友在事业单位做文职，漂亮温柔，两人恋爱 2 年，准备当年国庆节结婚。

生活本来是幸福的，然而在当年 2 月份，在一次灭火救灾中，由于突然发生爆炸，刘先生被烧伤，面部及胸部烧伤面积 50%，经过抢救才脱离了生命危险。然而面部、胸部的烧伤，使得小刘面目全非，女朋友来医院看他的时候，被吓得不敢靠近。刘先生的父母心疼自己的孩子，整日以泪洗面。医生为刘先生行 Meek 植皮手术，刘先生在慢慢康复中，但他也知道，自己是不可能恢复到从前的样子了。

作为一个消防员，刘先生曾想过消防员有被烧伤的风险，他也接受过加强心理素质的训练，他勇敢、顽强、沉着、坚韧不拔，但是真的到了这一天，心理上还是非常痛苦。白天他和医生护士能够很好地沟通，护士在和他讲康复相关的注意事项时，他也很认真地听，单位的领导同事来看他，他反而是安慰让他们不要担心，说自己能承受得住。但是护士在上夜班时却发现好几次他在偷偷流泪，一周以后，刘先生主动和女朋友提出了分手，并且拒绝女朋友的探望。他和护士说："我不想耽误她的将来，我变成这个样子，以后嫁给我，她都要抬不起头来了。我看着自己都觉得害怕，更何况别人，以后要是有了孩子，都不知道孩子能不能接受我。长痛不如短痛，还是分了吧。"

案例思考

1. 对于刘先生的护理，包括哪些内容？
2. 在和刘先生的沟通过程中，应该注意些什么？

案例解析

1. 烧伤通常是指因高温气体、热力、火焰及一些炽热金属等因素造成的皮肤、黏膜、皮下组织受损，而大面积烧伤患者极容易发生休克、感染及多器官功能衰竭。大面积烧伤是指患者的实际烧伤面积超过 50%或Ⅲ度烧伤面积超过 20%，严重时会导致患者休克甚至死亡。通过及时纠正休克、补充液体、保持呼吸道通畅、控制感染等方法稳定生命体征，早期移皮覆盖能够促进功能及形态的恢复。现在临床中给予大面积烧伤患者进行植皮术时最理想的覆盖材料就是自体皮肤，但大面积烧伤患者通常都拥有比较大范围的烧伤，导致患者的自体皮肤供不应求，因此医生选择了 Meek 植皮术，该方法能最大程度地节省皮源，减少患者的手术治疗次数，进而缩短患者康复时间，同时还能彻底将坏死组织切除干净，从根本上降低患者发生感染的风险。

对于烧伤整形治疗患者，常规护理基础上予以心理护理联合健康教育护理能够更好地促进康复。患者烧伤严重，因此生命体征的维持和围手术期的护理均非常重要。①维持生命体征。生命体征不稳、意识不清期间，护士应做好基础护理，注意呼吸道的通畅情况，严密监测面血氧饱和度、呼吸和意识等情况，并准备好急救的药物和器材，随时做好抢救的准备。并且做好烧伤创面的护理，定期更换敷料，严格遵循无菌操作的原则，避免发生伤口感染。②围手术期护理。提供良好的医疗环境，保证患者在接受治疗后有安静、舒适的环境以促进病情恢复等。注意健康宣教，通过当面宣教、定期开展健康知识讲座等方法，让患者掌握术后康复的方法与注意要点，学会应对瘢痕反应，加速康复。③心理护理。多数的烧伤患者在短时间内难以接受其面部与身体上的改变，长期陷入悲痛、绝望情绪，刘先生也有这种情况，因此护士需准确掌握患者的病情与心理状态变化，结合具体情况进行心理护理，以提高其对于治疗的信心，降低负性情绪。

2. 再造整形外科（reconstructive plastic surgery）是指用外科手术或其他医疗手段，对先天缺损或后天被破坏的体表器官或部位进行再造，使其达到或接近正常的形态和功能。主要目的是对人体的组织、器官进行修复和重建，达到功能、外形的恢复和再造，使者伤而不残、残而不废。

面部烧伤整形患者多数因突发的意外情况导致颜面部损伤，会产生焦虑、恐惧、忧郁等负性情绪，无法接受自身容貌的变化，担心毁容，这些因素加剧了其心理负担，容易出现严重的失落感和挫折心理，尤其是担心自己伤残导致感情、婚姻的失败和影响事业发展。刘先生虽是具有坚韧的心理素质，但突然的容貌改变及对未来生活的影响，必然会导致他内心的痛苦，心理上承受巨大的压力。担心自己变成面目可憎的"怪物"而主动和女朋友分手，就说明了他对自己现在的状态非常不认可。

因此，对刘先生的护理和沟通，护士要注意尊重他，从生理、心理、社会全面给予帮助，提供安慰，鼓励，在他悲伤绝望时，主动给予疏导，注意倾听患者的需求，创造良好的护患关系，满足患者的需求，帮助他调整心态，树立康复的自信心，在交谈中切忌评论面貌外表以免造成误解。另外，帮助刘先生制订合理有效的康复计划，通过康复及心理训练提高适应能力，帮助其回归正常的社会生活。

在烧伤整形患者的康复过程中，护士的陪伴时间最长，因此应该主动与患者沟通和交流，了解患者的心理及生理需求，满足患者的合理需求，并给予患者情感的支持，让患者知道医护人员在给予他充分的关心和照顾。同时，应注意避免窃窃私语或用异样的眼光看待患者，不能对患者的身体损伤部位评论，以维护患者的尊严，更不能与无关人员谈论患者的病情，注意保护患者的隐私。

知识拓展

患者权利法案

《患者权利法案》（*Patients Bill of Rights*）是 1973 年由美国医院联合会通过，旨在明确患者应有的权利，并保证患者行使自己权利时有法可依。本法案是保障人的正当权利的重要依据，也能够为其他各国患者权利的确定提供借鉴。

法案中提到患者权利：

一、你有权利接受妥善而有尊严的治疗。

二、你有权利要求自己或你的亲友能得到：有关自己的诊断、治疗方式及预后的情况。你也有权利知道为你提供医疗的人员名字。

三、你有权利在任何医疗开始前，了解并决定是否签写同意书，除了紧急处理外，一般同意书的内容应包括以浅显易懂的文句介绍医疗程序的本质、预期的危险性及益处、不同意时的后果、有无其他可选择的医疗方式且同意是你"自愿"的。

四、你有权利拒绝治疗。

五、你有权利保持你的"隐私"。

六、你有权利使你的沟通及纪录保持"机密"。

七、你有权利要求医院在能力范围内对你所要求的服务做出合理的响应。而医院在紧急时，必须提供评估，服务及转诊。在情况允许下，转诊之前，你有权利得到你全部的病历资料及解释。

八、你有权利获知医院之间的关系及治疗你的医疗人员的专业资料。

九、你有权利被告知，你被进行人体试验或临床研究；且你有权利拒绝。

十、你有权利要求合理的持续照顾。

十一、你有权利知道你的账单，并检查内容或要求院方解释。

十二、你有权利知道医院的规则及患者的行为规范。对于患者应有的权利，你可以主动争取而不被忽略。

拓展阅读

吴菁，2009. 烧伤患者早期心理干预模式的构建与验证的研究［D］. 上海：第二军医大学.

（卢根娣）

（四）器官移植术过程中的护理伦理

案例情景1

患者林先生，30岁，8个月前因"尿毒症"收治入院，患者1年前经查出尿毒症以来，规律血透，精神状态良好，体重无明显变化，饮食正常，大、小便正常，睡眠无异常，有高血压既往史，平时口服药物控制血压，不吸烟，不饮酒，育有1名年幼健康的儿子。患者很年轻，求生欲望也强，所以也十分积极地配合医生的治疗，选择移植手术，移植的供者来源于亲属，最后实施了"同种异体肾移植术"，手术顺利，术后康复出院。

案例思考

1. 器官移植可以分为哪几类？上述案例属于哪种类型移植？
2. 林先生移植术后还需注意哪些问题？
3. 上述案例的移植类型是否存在伦理问题？

案例解析

1. 器官移植可以分为自体移植、同种异体移植、异种移植。异种移植根据移植位置不同分为原位移植、异位移植。上述案例则属于同种异体移植的亲属活体器官移植。

2. 肾移植术后3～6个月是影响移植肾今后长期存活和命运的关键阶段。①每天要观察记录：体温2次、尿量、体重、服药的种类和剂量。②按医嘱定时定量服用药物，不可以随意更改药量及停止服用。③定期门诊复查随诊：术后第1个月每周2次，第2个月每周1次，第3～6个月每2周1次，半年后每月1次，如有病情变化需及时联系移植医生。④积极观察排斥反应：体温是感染及排斥的敏感指标，以清晨不明原因的体温骤升多见（38～39℃）；血压升高也是较多见的早期表现，常与体温升高同时出现；尿量突然减少、尿比重降低、血肌酐和尿素氮上升等症状；移植肾区出现胀痛、隐痛、压痛、刺痛或伸直下牵引痛感觉，B超则显示有异常现象；以及出现全身症状，如不明原因头痛、乏力、腹胀、烦躁、食欲减退等症状。⑤积极预防感染：保持良好的卫生习惯，避免皮肤抓伤和感染，冬季注意保暖防止感冒，避免与传染病患者接触，少去公共场所，外出时戴口罩；做好家居环境、用物的消毒：保持每天的室内空气清新，被褥、枕芯、衣服应经常拿到太阳光下暴晒。⑥每天应适当活动，提高生活质量，手术后前 3 个月内不可提举重物或做仰卧起坐和类似运动，也不要做剧烈运动，手术后 6 个月一般可重返工作岗位。

3. 活体器官移植是从活的供者身上摘取某一成双器官中的一个或某代偿能力极强的器官的一部分供器官移植。活体器官移植最佳供者是同卵孪生同胞，然后依次是异卵孪生同胞、兄弟姐妹、父母子女、血缘相同的亲属，而无血缘关系的供者是效果最差的。从活体器官采集的伦理问题方面来讲，主要体现在以下 3 个方面：①从生理上讲，供体要承受手术的痛苦及风险；②从技术上讲，稍有意外就会发生危险或导致死亡；③从心理上讲，无论供者自愿捐献，还是迫于种种压力，都会使供者产生紧张与不安。本案例属于母子间的器官移植，且母亲是在完全自愿、充分知情同意、无任何压力和利诱的情况下所进行的活体器官捐献，故无伦理问题。

知识拓展

器官移植的发展与器官移植的伦理原则有哪些

器官移植的发展：19 世纪的欧洲，人们开始进行器官移植实验研究。20 世纪初，开展了器官移植动物实验和临床试验。1954 年，美国医生约瑟夫·默里成功进行了世界上首例肾移植手术，开辟了器官移植的新纪元。我国著名医学家吴阶平教授于 1960 年实施了国内首例尸体肾移植手术。现在我国的器官移植技术也日趋成熟，国际上能开展的人体器官移植手术在中国几乎都能开展。

器官移植的伦理原则：①知情同意原则，这是器官移植伦理原则中最重要的伦理原则。活体捐献一般来源于受者有血缘关系的亲属、无血缘关系的配偶及自愿无偿献出器官的健康者，在移植过程中，应该最大限度地保护活体供体的健康利益，慎重地选择活体供体。要对所有捐献者都应告知实情。医务人员必须向活体器官捐献者说明器官摘除手术的风险、术后注意事项、可能发生的并发症及其预期措施等，并与其或直系亲属签署知情同意书。②自愿、无偿原则，器官移植时医务人员首先要考虑的是患者的生命健康需求，只能把恢复患者的健康作为器官移植的首要动机。人体器官的捐献应当遵循自愿、无偿原则。每个公民都享有捐献或拒绝捐献的权利，任何人不得利诱、欺骗或者强迫他人捐献。③公平、公正的分配原则，由于供体严重紧缺的原因，医务人员应该设有患者等待器官源排序的登记名单，当有器官源时，医务人员必须严格按照登记的顺序，认真审慎地选择每一个受体，使有限的器官资源得到最佳的利用。④禁止商业化原则，反对器官采集商业化，禁止进行人体器官交易。基于对人类尊严的维护及商业化后可能带来的严重后果，许多国家都禁止任何形式的器官买卖，供者不得出于获取经济利益的目的摘取器官，受者也不得支付移植手术相关规定以外的额外费用，违者将追究其法律责任。我国的《人体器官移植条例》中也明确规定过。⑤伦理审查原则，我国的《人体器官移植条例》规定，器官移植术临床应用与伦理委员会对人体器官捐献人的捐献意愿是否真实、有无买卖或变相买卖人体器官的情形、人体器官的配型和接受人的适应证是否符合伦理原则和人体器官移植技术管理规范等事项进行审查，以此保证人体器官移植的公平和公正。

拓展阅读

皮考特，2008. 姐姐的守护者［M］. 林淑娟，译. 海口：南海出版公司.

案例情景 2

患者盛先生，49 岁。3 个月前因"肝原发性恶性肿瘤、肝炎后肝硬化"收治入院，患者因无明显诱因出现右上腹胀痛不适，自觉加重后去当地医院行腹部 B 超检查，显示肝占位性病变，为进一步治疗来医院就诊。患者平素体健，无高血压病史、糖尿病史、高血脂史，患有乙型肝炎病史 13 年，于 2009 年 3 月开始口服抗病毒药物，规律服药，不吸烟，不饮酒，育有 1 子 2 女，配偶和子女均健康，且无家族遗传病史。术前检查完后在院外等候肝源行肝移植手术，等待 1 个月后顺利进行了"肝移植手术"，供体来源为脑死亡患者捐献，术后康复出院。

案例思考

1. 盛先生出院后还需要注意哪些方面？
2. 上述案例的供体来源属于哪种类型？
3. 器官移植会存在哪些伦理方面问题？

案例解析

1. 盛先生出院后需要定期做好术后随访，并且要终身服用免疫抑制剂。
（1）肝移植手术后随访内容主要分为 2 种：术前非肝癌患者和术前肝癌患者。

1）术前非肝癌患者：血常规，肝功能，他克莫司、西罗莫司或环孢素血药浓度，乙肝表面抗体（术前有肝炎的），3 个月复查胸片、肝脏 B 超、肿瘤指标（AFP、CA19-9、CEA、铁蛋白等）。

2）术前肝癌患者：血常规，肝功能，他克莫司、西罗莫司或环孢素血药浓度，乙肝表面抗体（术前有肝炎的）、肿瘤指标（AFP、CA19-9、CEA、铁蛋白等）、胸片、肝脏 B 超，半年复查一次胸部 CT 平扫、腹部 CT 平扫+增强。

（2）随访时间

1）术后半年以内：出院后每周随访一次。

2）术后半年以上 1 年以内：1 个月随访一次。

3）术后 1 年以上：3 个月随访一次。

（3）遵医嘱定时定量服用，免疫抑制剂、抗病毒药物为终身用药，不得自行停用或随意改动药量。

（4）术后经过 6~8 个月的休养就可以重返工作岗位。初返工作岗位时最好每天工作 2~4 小时，如果没有出现劳累不适的情况，再考虑逐渐延长工作时间，但每天工作不要超过 8 小时，保证充足的睡眠。

（5）建立良好的健康生活，避免熬夜，戒烟戒酒，每天保持适当的运动，外出旅游需要带好足量的药物。

（6）预防感染。保持良好的卫生习惯，勤洗手，保持个人卫生，勤剪指甲，剃胡须；不提倡接近各种动物，以免感染细菌或寄生虫。冬季注意保暖防止感冒，避免与传染病患者接触，少去公共场所，外出时戴口罩；做好家居环境、用物的消毒：保持每天的室内空气清新，被褥、枕芯、衣服应经常拿到太阳光下暴晒。

2. 上述案例的供体属于尸体器官捐献中的自愿捐献。尸体器官捐献是指移植器官来源于尸体，是目前移植器官的主要来源之一。尸体器官捐献主要由两种类型：自愿捐献和拟定同意。

3. 器官移植的伦理问题主要分为器官移植供者选择的伦理问题和器官移植受体选择的伦理问题两大类。

（1）器官移植供者选择的伦理问题

1）尸体器官捐献的伦理问题：尸体器官捐献不存在是否允许为了受者的健康而损害供者健康所产生的道德难题，但存在适时摘取器官与抚慰死者家属的矛盾。移植手术要求供移植的器官必须始终保持活力，这就对器官摘取时间非常紧迫。在我国，脑死亡尚未立法，故医生很难把握器官摘取最佳时机，而死亡标准问题是制约尸体器官捐献的重要因素，并且由于受到"身体发肤，受之父母，不敢毁伤，孝之始也"等传统文化观念的影响，死后愿意捐献器官的人和同意捐献亲人器官的人很少，从而使得器官来源由匮乏变得更为稀缺。

尸体器官捐献主要有两种类型。①自愿捐献：是目前器官移植的主要来源，也是最没有道德争议、最理想的形式。自愿捐献前提必须是供者在生前知情同意下自愿签署的。其合理性就在于它强调了鼓励资源利用和充分知情前提下的自我奉献目的。②推定同意：此种情况属于由政府授权给医师，允许他们从尸体上摘取所需要的组织和器官。具有两种情况：一种是国家授权给医生，允许医生在尸体上摘取其有用的器官和组织；另一种是死者生前未做出不愿意捐献器官的表示，但该公民去世后，在其亲属明确同意的情况下，医生也可从尸体上摘取所需要的器官和组织。

2）死刑犯为供者的伦理问题。针对此种情况目前存在两种意见：①支持者的意见：死刑犯出于生命价值的考虑，做出自愿捐献器官的决定，应得到尊重，利用其器官挽救他人的生命，为社会奉献一份爱心，也是赎罪的表现。②反对者的意见：死刑犯已被剥夺了自由权利，很难做到真实有效的知情同意也有可能增加器官商业化的压力，违背器官移植伦理的原则。而对于受者来说，可能会担心移植的器官对自己造成不好的心理负担。

3）异种器官为供者的伦理问题：异种器官移植是利用人类以外的其他动物身上采集含有人类遗传物质的动物器官用于人类的器官移植，然而异种器官移植相比于同种器官移植有着更复杂的问题：跨物种感染问题、自然法则问题、动物的权力问题。

4）活体器官捐献的伦理问题：详见第73页有关活体器官移植的内容。

（2）器官移植受体选择的伦理问题：每个人在生死面前是否有同等权利，谁应该先接受移植手术，又是由谁来做出决定等问题，概括起来主要集中在以下3方面：

1）供者意愿：尊重供者意愿选择受者，这是首要的标准。

2）医学标准：是指医护人员根据医学科学发展和自身医学技术水平能否达到的医学判断标准。包括：一是患者的器官是否已经衰竭，只有行器官移植术方能解决；二是医护人员及所在医疗单位整体技术水平是否达标；三是患者的生命质量和年龄是否适宜。

3）社会标准：即综合考虑曾经的捐献者及其家属的优先权、器官征集登记的先后顺序、受者的家庭地位及作用、社会价值、经济支付能力及捐赠者与赠者所在地的远近等方面的社会学因素，这是在符合医学标准前提下的综合考量标准。然而，由于社会学标准的内容与医德中一视同仁、公平、公正等原则存在一定程度的冲突，其判断是困难的，也是最具争议的。

知识拓展

如何做好脑死亡患者供体器官的维护

器官移植是挽救终末期器官功能衰竭患者的有效手段，然而，供体短缺已成为制约器官移植的瓶颈。如果供体器官维护不好，则易导致受体在移植后发生严重的并发症等现象。因此，有效维护供体器官功能不仅能提高器官移植成功率，还能增加有效器官捐献的数量和质量。

1. 做好预防措施　专人护理，脑死亡器官捐献患者由于病情较重、病情变化迅速，一旦救治不及时，可能发生捐献的供体未捐献就死亡的状况。因此需要选择工作经历丰富、专业技术较强的护士进行专人护理。

2. 预防院内感染　要对已签署器官捐献患者采取保护性隔离护理，预防院内感染。

3. 维持生命体征　持续监测患者的心率、心律、血压、中心静脉压、平均动脉压等，保持有效的静脉通路，要保证各项指标均在医嘱控制范围之内。

保证有效供氧，脑死亡供者随着时间的延续，发生坠积性肺炎、呼吸机相关性肺炎的可能性增加。要及时检查气管导管固定是否妥善，评估患者的湿化效果是否有效。

4. 积极维护肾功能　脑死亡易引起中枢性尿崩，尿崩症约占死亡的 51%。脑死亡状态下，常出现有效循环血量不足、低血压及为提升血压大量使用血管活性药物是肾脏缺血再灌注的主要危险因素。因此，越快纠正液体负平衡、提高胶体渗透压及增加器官血流灌注，器官功能就越可得到保护，甚至不同程度改善。护士在维护的过程中应认真记录每小时尿量，除因脱水药物引起的尿量增加。如果尿量持续性增多，伴血钠增高，要及时报告值班医生给予相应的治疗。

5. 维护肝功能　根据医嘱给予保肝药物治疗，合理安排给药途径及给药顺序，确保药物的正确使用。同时每天进行肝功能监测。

6. 维护心脏功能　积极地预防及治疗可能的感染，维护好供体的呼吸和循环的稳定，以保证供体心脏质量。

7. 维护眼角膜功能　医护人员在对患者进行瞳孔检查时，可借助工具打开眼睑，避免手污染造成眼角膜感染。

8. 高热护理　一旦出现体温骤然升高时，应积极采用物理降温和药物治疗，以减轻机体的耗氧量、代谢率，提高器官移植成功率。

9. 加强基础护理　如口腔护理、体位护理、管道护理及营养支持治疗。

10. 药物治疗　当患者家属签订好捐献意愿书后，除了对供体器官维护必须使用的药物外，其余药物全部撤除。

在我国器官捐献供体资源异常稀缺的情况下，维护好每一个捐献供体极为关键，科学、规范地做好器官捐献供体的维护，是确保器官成功捐献、器官移植手术成功的关键。

拓展阅读

德斯佩尔德，斯特里克兰，2013. 最后的舞蹈：邂逅死亡与濒死［M］. 陈国鹏，等译. 9 版. 上海：上海人民出版社.

（彭　飞）

第二节　特殊患者的护理伦理

一、儿科患者的护理伦理

案例情景 1

患儿丁小弟，2 岁 9 个月，是家中唯一的孩子，头胎足月顺产，产后混合喂养，因"反复发热 10 天，咳嗽 1 天，口唇苍白 1 个月"来院就诊，入院经过查体和实验室辅助检查，确诊为"急性淋巴细胞白血病（普通 B 细胞型，中危）"。患儿父母得知此诊断后，受到了巨大的打击。他们曾听闻"白血病很可怕，很多小孩就因为得了白血病而死亡的"。他们非常不能理解，自己一直很爱护孩子，为什么会得白血病？孩子得了白血病，以后该怎么办呢？

医护人员向患儿父母解释了白血病的相关知识，告知他们白血病分很多种，不是所有类型都预后不好；如果接受正规治疗，家长和患儿积极配合，治疗效果还是很不错的。父母听过之后，稍感踏实，觉得又有了生的希望。之后，医生告知患儿父母，患儿后期需要接受化学药物治疗（化疗）。听到"化疗"两个字，患儿父母心情又沉重了，他们担心孩子这么小能不能熬过化疗阶段？化疗效果如何？副作用是不是很大？费用会不会很高？他们之前听说白血病的治疗是"无底洞"，最后可能"人财两空"。患儿父母问医生，如果不接受化疗，结果会怎样？他们甚至对医生说，不想治了，家里经济条件也没那么好，孩子接受化疗也很痛苦，想带孩子直接回家。

案例思考

1. 面对打算放弃治疗的患儿父母，医护人员是否该支持其决定呢？

2. 医护人员如何权衡患儿权益和其父母意愿呢？

案例解析

1. 丁小弟被诊断为"急性淋巴细胞白血病"后，全家人就陷入了焦虑和痛苦之中。患儿父母对于白血病的认知有限，之前获得白血病相关知识的途径大多来源于新闻报道或者网络，加之对白血病不良后果关注较多，所以当得知自己孩子患了白血病后，患儿父母第一反应就是孩子会不会因此死亡，这是直接关乎生命的。当被医生告知有些白血病类型的预后很好时，患儿父母又看到了希望的曙光，但想到之后持续的化疗，患儿父母再次犹豫了，患儿在接受化疗时要忍受多次静脉穿刺和骨髓穿刺，要克服化疗药物的一系列副作用。他们担心患儿的生命质量，担心患儿能否挺得住。白血病治疗是一个长期过程，患儿不仅需要承受生理上巨大的痛苦，对家庭来讲，需要考虑的因素更是多方面的，包括财力、人力等。对于经济状况一般的家庭而言，家长会更加难以抉择，既想给予患儿治疗，又担心患儿的承受力，还担心家庭财力无法支撑后续治疗费用。因此，他们在多方权衡利弊后就会考虑直接放弃治疗，这样既不会给患儿带来太多化疗的痛苦，又不会产生巨额的医疗费用。

面对此种情况，医护人员是否应遵从患者家属的意愿而放弃治疗呢？这就涉及一个概念——放弃治疗（treatment abandonment）。"放弃治疗"是指终止一切治疗，前提是具有独立意识能力和行为能力的人来做决定的。我国法律规定：18 岁以下的公民均属于未成年人。我国《民法典》规定，无民事行为能力人的民事活动只能由其法定代理人代理。本案例中医疗对象是一名仅 2 岁多的儿童，他认知水平、沟通水平、判断能力等都有限，因此医疗决策完全是由医生和家属共同决定的。从法律角度来讲，父母有权选择放弃治疗，但每位儿童都有生存的权利。2010 年发展中国家儿童肿瘤工作组对"放弃治疗"的定义达成新的共识：放弃治疗指不能开始或完成治愈性治疗（除了医学上禁忌的原因，如患者病情非常严重，不能耐受化疗等），且建议依据经验将停止既定治疗方案的时间间隔界定为至少 4 周。也就是说，在疾病诊断初期，治疗还有很大希望时，父母就贸然选择放弃治疗，这无疑剥夺了儿童的生存权利。医生告知丁小弟父母其相关病情并非不可治愈，但父母考虑到孩子的治疗过程漫长痛苦且经济负担重，未让患儿接受任何医学治疗就放弃，这显然违背了医学伦理。因此，医护人员不能轻易支持其父母的决定，而应客观如实地与其沟通，向患儿父母提供准确信息，帮助他们做出理性决定。

2. 很多父母在面临自己孩子患上严重疾病后，很容易会因为家庭经济原因、对患儿生命质量的担忧、对疾病认知存在偏差等原因而放弃治疗。但从医学伦理学角度来讲，医护人员是否尊重家长选择放弃治疗的权利必须基于儿童的最佳利益来考量。也就是说，医护人员首先考虑儿童的权利。患儿的最佳利益包括抢救患儿的生命，避免患儿的身体、精神、健康或福利受到伤害，当然也包括患儿的价值观和主观意愿。当然，医护人员和父母因为不同的立场和理解，对患儿的最佳利益理解可能不完全一致，甚至有时存在冲突。

从医学角度来看，只有在医护人员结论性认定治疗对患儿无效时才应放弃治疗。英国皇家儿科及儿童健康学会发布的《行动框架》中指出医生放弃治疗在五种情况下可能是正确，包括脑死亡、处于永久性植物人状态、无机会、无目的、不可承受。这与儿童肿瘤工作组对放弃治疗的定义观点一致。当然，对于确实无法医治的患儿，医护人员有责任也有义务帮助患儿有尊严地死去。

从父母角度来讲，他们不能纯粹从医学角度考量，在衡量患儿最佳利益时，他们会考虑患儿痛苦程度、生活质量及未来自决机会等。他们有时会将自身生活经验、家庭原因等作为考虑患儿最佳利益的因素。因此，评估父母考虑患儿最佳利益时，应该剔除父母对疾病的认知缺失、社会经济等因素。目前，对于以生活质量为由放弃治疗存在较大争议。对父母而言，做出放弃治疗决定时，必须是有稳定的情绪、有能力做出合理判断及有充分的知识和信息。

患儿的监护人或法定代理人对治疗方案有选择权，儿童的最佳利益涉及他们的权益，他们的意见也应得到重视，但医护人员一定是以患儿的最佳利益为出发点。本案例丁小弟有治愈的希望，家属因为某些原因放弃治疗时，医护人员应给予正确的引导，促进家属寻求积极有效的治疗，或帮助患儿寻求社会救助机构等。当然，如果丁小弟后期治疗效果确实不佳，预后毫无希望，医护人员也应运用良好的沟通技巧，采用适当的方式详尽地告知患儿家属，使家属在充分了解的基础上做出放弃治疗的选择。放弃治疗不代表放弃一切治疗与护理，仍然有必要做好后期的安宁疗护。

知识拓展

关于儿童权利的相关法律

儿童虽小，也是权利的主体，儿童虽弱小，也是生命。儿童权利有其特殊性，这是儿童的特殊性决定的。儿童在不断地生长发育变化，生理、心理发育都不够成熟，他们对自身和世界的认识有限，不能自主参与各种成人的社会活动，在其生长发育过程中离不开成人的照顾。但这不影响儿童享受他们所该有的权利。

从古至今，不同的国家不同的社会制度都提到了儿童权利的保护。奴隶制社会，对儿童权利的保护十分有限，但仍有一些著名法典初见儿童权利的条款。著名的奴隶制法典《十二铜表法》规定：如果成年人夜间在犁耕的田地上践踏或收割庄稼，则处以死刑。犯有同样罪行的未成年人，则根据最高审判官的处理，或给以鞭打，或判处加倍赔偿使他人遭受的损害。《摩奴法典》规定：如果儿童没有保护人，其继承财产应该置于国王的保护之下，直至他完成学业，或达到成人期，即达到 16 岁为止。《汉穆拉比法典》规定，倘其子年幼，不能代父服役，则应以田园 1/3 交与其母，由其母养育之。

封建社会，儿童权利的保护有了进一步的提高。我国古代著名的法典《唐律》规定：凡年在七十以上、十五以下及废疾，犯"反逆"杀人等死罪，可请减免，而九十以上、十以下，虽有死罪不加刑。清末《新刑律》规定：未满 15 岁及 80 岁以上犯罪的得减一等或二等，对未满 15 岁犯罪者施以"感化"教育。

随着资产阶级革命的胜利，儿童权利状况得到较大改善。英国最早给予了儿童立法如 1808 年《少年法》，1899 年美国通过了《少年法庭法》，1912 年法国颁布了《青少年保护观察法》，1923 年德国制定了《少年法院法》，1924 年瑞典制定了《儿童福利法》等。

伴随着联合国独立，国家组织和各国政府都加快了儿童权利保护的立法进程。1989 年 11 月 20 日，联合国大会决议通过了《儿童权利公约》，这是国际上第一部有关保障儿童权利且具有法律约束力的国际性公约，也是联合国历史上加入国家最多的国际公约。《儿童权利公约》中提及的权利主要基于不歧视原则、最大利益原则、保护生存权和发展权原则、尊重儿童意见四大原则。

我国于 1992 年成为了《儿童权利公约》第 110 个批准国。我国的立法和司法对儿童权利的保障也非常重视，制定了一系列法律法规，主要包括《中华人民共和国未成年人保护法》《中华人民共和国预防未成年人犯罪法》《中华人民共和国义务教育法》等。

虽然儿童权利保护已经取得了很大的进展，但世界各地仍由于政治、经济、社会、文化等多种复杂因素的影响，儿童的各种权利不能得到保障。保护儿童权利仍任重而道远。

拓展阅读

哈尔，2018. 漫长的诉讼：环境污染、白血病儿童和对司法公正的追求［M］. 李文远，于洋，译. 北京：新世界出版社.

案例情景 2

患儿丽丽，11 岁。在骑车放学回家的路上被重型货车撞击碾压，由 120 送至医院急诊科，经过一次急诊手术后，丽丽脱离生命危险，神志变清醒，家长对医护人员表示感谢。丽丽询问妈妈，自己是不是很严重？妈妈告诉她，没事了，就是可能会留疤。丽丽表示，有疤会很难看的。但医护人员也告诉家长，由于车祸碾压导致血管、神经、肌肉、韧带、骨骼已经被严重破坏，不能修复，需要进行二次手术,给予截肢。丽丽父母表示不能接受,才 11 岁的孩子怎么能没有一条腿?以后怎么生活?医生告知丽丽父母,如果不截肢会影响生命,经过痛苦的抉择后,丽丽父母最终选择同意给丽丽截肢,但仍然不忍心告诉丽丽要截肢,丽丽对有疤都不能接受,截肢可能更接受不了。

丽丽父母对医护人员表示,丽丽平时是个很懂事乖巧的孩子,这次车祸手术对她打击太大了,现在还要截肢,连一个成年人都不能接受,别说孩子了。因此,家长要求医护人员,术前不要让丽丽知道实情,等手术结束再告诉她。

案例思考

1. 作为一名医护人员,您认为患儿对自己截肢有知情权吗?
2. 如果您是患儿的责任护士,您会怎么处理呢?

案例解析

1. 患儿丽丽因为一场车祸差点丧生,庆幸的是由于抢救及时,保住了性命。这对一个家庭来讲算是不幸中的万幸,但又面临另一个困境,必须选择截肢,否则同样威胁生命。对于家属而言,在医护人员告知患儿不截肢的危害后,他们为了保住丽丽的生命而替丽丽选择截肢。但从情感上来讲,家长因为担心丽丽不能接受截肢的现实,要求医护人员保守"秘密",不要告知丽丽截肢的现实。丽丽是一名 11 岁的孩子,虽然意识清楚,但从法律角度来讲,她尚未成年,不具有完全民事行为的能力,在对其进行截肢前,必须取得其监护人或法定代理人的知情同意。因此,医护人员首先需要与丽丽的父母进行沟通,告知其不同选择的预后,在明确家属完全理解的情况下,请家长做出选择。家长是具有完全民事行为的人,他们懂得孰轻孰重,会从他们理解的孩子最佳利益出发来选择。生命高于一切,所以他们选择了截肢。

与此同时,家属又要求医护人员术前对丽丽保密,这就涉及丽丽到底有没有知情权的问题了。知情同意是指医护人员为患者提供必需足够的相关信息,以便让其在充分理解所获知的信息基础上,完全自主自由做出是否参与的决定。伦理学一般把知情同意分为信息告知、信息理解、自由同意和同意能力四个要素。儿童是一个特殊的群体,由于其生理、心理认知等原因在知情同意的四个要素能力不能完全具备,所以儿童的知情同意必须由监护人或法定代理人参与。但儿童是处于生长发育变化中的,认知功能随着年龄的增长具有较大的变化,所以,如何界定儿童具有知情同意能力一直存在争议。国际上多采用 10 周岁作为基准年龄来判断儿童的知情同意能力。我国《民法典》第十九条规定:八周岁以上的未成年人为限制民事行为能力人,实施民事法律行为由其法定代理人代理或者经其法定代理人同意、追认,但是可以独立实施纯获利益的民事法律行为或者与其年龄、智力相适应的民事法律行为。当然，每个孩子的认知发展是有区别的，应针对不同的孩子具体分析。11 岁的丽丽已经具备一定的理解能力，对治疗后果也有一定的判断能力。因此，从某种程度上讲，丽丽对自己的治疗方案有知情权。

2. 作为医护人员，首先应该尊重患儿的权利，包括患儿的知情同意权。如果告诉丽丽本人需要截肢，如果不截肢可能会死亡。对于 11 岁的患儿来讲，她是否真能理解死亡和生存的意义？截肢后她未来会面临什么？她是否真能独立自主地选择治疗方案？这些都是不能明确的答案。因此，医护人员应首先遵守行善原则。行善原则包括两种观念，一种是预防伤害和疾病，另一种是平衡利益与伤害，要求医护人员采取对患儿有利的医学行为。在此案例中，从医护人员角度和患儿家属的角度分析患儿的最佳利益，都认为是截肢对患儿是有利的，保住生命是最重要的。从儿童的角度来说，受限于他们的认知程度，的确很难独立自主做治疗方案的决定。因此，医护人员此时应配合家属，不告诉患儿截肢的信息。

医护人员遵守行善原则时可能会与患儿家属价值观存在冲突。若患儿家属不能接受患儿由于截肢造成身体形象改变而拒绝手术，他们认为身体的完整性比生命更重要。此时，如何权衡行善原则和尊重患者知情同意权，将患者的伤害减到最低，平衡两者之间的矛盾是医护人员在临床工作中较为常见的问题。

医护人员不仅要关注儿童患者，也需要关注患儿的整个家庭，儿科护理是以患儿及患儿家庭为中心的。家庭成员的价值观、治疗决策、疾病认知等方面都影响着儿童疾病的转归和预后。一旦医疗行为与家庭价值观发生冲突时，作为医护人员则需要采用一定的引导方式来保障患儿的权利。在引导的过程中，医护人员首先要有同理心，让患儿家属感受到自己的立场是能被理解的。例如，家属说："不能接受孩子截肢，因为孩子自己是一个爱美的姑娘，以后怎么面对生活。"医护人员此时不应再强调生命更重要，可以说："这对于孩子和你们来说确实很难。"这让家属感受到医护人员能站在自己的角度考虑。而后，医护人员可以给予一些具体的建议。例如，截肢后的心理指导，截肢后安装义肢等。

知识拓展

我国儿科以家庭为中心护理模式的发展与挑战

儿科以家庭为中心的护理（family-centered care，FCC）模式理念于 2003 年 11 月在首届亚洲儿科护理学会上提出，并就此在亚洲推广。我国于 2010 年提出儿科医院开展"以家庭为中心"的优质服务。该理念的核心概念是尊严与尊重，信息分享，患者及家属参与到护理决策和实施，照护者、患者及家属三方面的密切合作。

近年来，我国各大医院均将 FCC 模式理念贯穿于儿科护理中，尤其是新生儿与早产儿的护理，复旦大学附属儿童医院遵循 FCC 模式理念，让父母进入 NICU 陪伴照护，多年结果证实父母的参与有利于患儿的康复。此外，FCC 模式也应用于各种儿科疾病的护理中，如缺血缺氧性脑病的护理、哮喘病护理及防治、支气管肺炎、脑瘫康复、肾病综合征及其他自限性疾病等。多项研究证实，FCC 模式对疾病的预防和康复起到了积极的作用。

同时，我国 FCC 模式也面临着巨大的挑战。首先，环境限制。NICU 患儿免疫力低下，易受感染，原则上要求减少探视人员，减少感染的发生，这在一定程度上影响了 FCC 的开展。其次，医护人员和家属的认知。我国 FCC 发展起步较晚，尤其是儿科护理方面，缺乏完善的体系，医护人员对 FCC 模式的认知缺乏，大多未经过专业的培训，影响了 FCC 模式的推进；患儿家属方面由于不了解 FCC 理念，面对患儿疾病时不能适应自己的角色和护理模式，在一定程度上阻碍了 FCC 模式的推广。

拓展阅读

温尼科特，2016. 家庭与个体发展［M］. 卢林，邹晓燕，吴江，译. 北京：北京大学医学出版社.

（朱爱勇　陈如男）

二、危重症患者的护理伦理

案例情景 1

樊阿婆，93 岁。因"摔倒致左股骨粗隆骨折"入院，经 CT 检查示小脑腔隙性脑梗死，脑干梗死，因梗死面积较大及年龄原因，神经内科认为溶栓治疗风险大且效果差，骨科医生亦表示患者年龄大，生命体征不平稳，近期无法行骨科手术。老人之前身体一直很硬朗，子女觉得就是摔了一跤，怎么会这么严重。面对医生所说的各种危险虽然表示接受，却依然觉得还有治愈的机会，表示要全力救治。因为病情危重，随时可能发生生命危险，需要收治重症监护病房，留置了胃管、导尿管，并且需要 24 小时静脉用药控制血压，24 小时心电监护。入科时阿婆神志尚清醒，一听说监护室里家属不能陪护，不能下床大小便也不能去卫生间，需要卧床静养就变得情绪激动，吵闹着要回家，不治了。医生与家属沟通良久，家属最后还是坚定积极治疗，并劝慰老人安心治病，老人最后妥协地答应了。

当天晚上，老人一觉睡醒就在病房里大声呼喊子女姓名，护士上前沟通安慰后好转，但随后又开始吵闹，情绪激动，有拔管下床趋势，导致心率血压升高，也影响科室内其他危重患者休息。因其疾病原因，需要密切观察神志改变，不适于镇静治疗，最后无法，只得电话通知家属前来安抚。有了女儿的劝说安抚，老人最后情绪平稳下来并入睡。看到老人因烦躁双手被约束，家属内心觉得十分不忍，觉得好好跟老人沟通就会听话，不必要约束。最后护士同意家属在旁时解除约束，但需要仔细看护，以防老人拔除各导管。有了家属的陪伴，虽然老人时有吵闹，但最后慢慢平静了下来。早晨，老人安睡，家属也返回家中。护士却发现其呼之不应，瞳孔也发生变化，马上给予抢救，经口气管插管接呼吸机辅助通气。紧急通知家属，家属匆匆赶来，看见老母亲身上插满了管子，神志不清，双手约束，心理冲击很大。虽然之前医生告知过可能会有这种情况的发生，但没料到真的发生了，还这么快。其中几个子女开始有些懊悔，年迈的老母亲承受着这些痛苦，是他们坚决治疗导致的。另外两个子女认为，既然已经承受了插管的痛苦，就接着继续治疗吧，期待老人能度过脑水肿急性期，早日清醒。

经过数日治疗之后，老人神志慢慢恢复，但经口气管插管是非常痛苦的感受，恢复神志的老人又开始挣扎，双手约束，言语困难。子女们进来探视时，一边看着母亲清醒过来很开心，但另一边看着母亲日渐水肿的双手和挣扎痛苦的表情，在旁偷偷抹泪，希望能多陪伴，但鉴于监护室陪护制度及感染控制治疗等方面的原因，未能满足家属长时间陪护的要求。患者脑水肿得到了改善，但肺部感染接踵而来，年迈体弱，咳嗽乏力，骨折疼痛，营养不足，每一种不适都在消耗老人的生命。气管插管不是一个长久之计，长时间气管插管势必加重肺部感染。两周的时间很快过去，医生与家属谈话，告知气管插管不可以长时间插着，后面要尝试拔管，若成功，可以让老人舒适一些，但后续病情的变化依然难于判断；若失败，会选择气管切开，这种方法可以相对减少患者的痛苦，便于治疗护理，同时给予呼吸支持。此时，老人入院已近 1 个月，就算气管切开治疗，后续病情依然不乐观，家属面临着抉择，是选择气管切开，让老人继续独自在陌生的监护室里承受各种痛苦；还是选择拔管，不再进行有创的抢救治疗，多陪伴在侧坦然等待老人的离去？

案例思考

1. 对于樊阿婆的这种状态，ICU 是否应该多关注患者及家属的心理需求，开放家属陪护？制度与人情如何选择？

2. 如果你是她的责任护士，你会如何与樊阿婆及其家属沟通交流？通过沟通交流，您希望取得什么样的护理共识？

案例解析

1. 樊阿婆是一位 93 岁的高龄老人，在我们的观念里属于长寿的范畴，摔了一跤骨折，也是很正常的，家属抱着这样的心态将老人送至医院，原以为简单的手术，在床上躺一两个月，阿婆就又能继续开开心心地安享晚年。谁知道摔跤背后的原因如此凶险，病情变化如此之快，让家属来不及接受，原本乐观的坚持治疗，却给老人带去一件又一件的痛苦与折磨。老人痛苦地呼喊与挣扎让家属内心愧疚心疼不已，她在痛苦的时刻就想着儿女怎么不来看我，怎么不陪着我，但监护室是不允许陪护的，疾病的严重性又不允许转入普通病房，制度与人情该如何选择，家属及医护人员也陷入两难。

ICU 病房是危重医学的临床基地，是医院集中管理危重患者的单位，由于收治患者的特殊性，绝大部分 ICU 病房实施的基本封闭式管理，患者家属接触患者的平均时间每天 0.5～1 小时，在探视时间之外，包括临终患者及急需见到自己亲人的危重患者基本都难以满足他们的探视需求，该管理方法被认为有利于病房内抢救协调管理、防止交叉感染和保证监护治疗质量等。

危重患者由于病情复杂且重，其心理方面有许多特殊的反应：①由于病房环境封闭，治疗不分昼夜，且常有抢救情景，缺少亲人的陪伴与沟通，病情危重等会导致患者的恐惧、紧张、孤独情绪，各种有创诊疗措施、气管插管、各种引流管，约束镇静等加重患者的痛苦，同时造成患者表达受阻，这些因素会导致患者的恐惧、紧张、焦虑等心理障碍的加重；②ICU 的患者由于病情危重抢救复杂，患者往往会因病情及诊疗中难以忍受的痛苦产生烦躁、消极心理，不接受及不配合治疗，甚至因为对 ICU 病房的误解及治疗效果的反复、隔绝封闭等产生绝望心理；③虽然有焦虑、绝望等心理，但人类求生的欲望仍然会反复或长时间表现，这时对医生及护理人员的言行和治疗效果均会很敏感，特别在意亲人及医护人员对自己的关心程度和医护人员的信心程度，同时还会伴有幼稚化行为主观感觉异常、猜疑、孤独和失助等。患者的上述心理状态可以单一或同时存在，这些特殊心理状态非常需要医护人员及家属给予更多关照和陪护。这些特殊的心理状态使病房管理更为复杂。ICU 内患者病情瞬息万变，需要医护人员集中精力，密切观察，一旦发生病情变化，需要快速反应、及时处理，如果家属在床旁，可能会干扰医务人员的抢救工作。针对樊阿婆的情况科室医护人员讨论决定每晚治疗相对较少的时间段，让其子女做好隔离措施，暂时增加 18：00～20：00 的 2 小时探视时间。老人因为得到子女的陪伴，变得配合很多。

我们从事的临床医学及医疗实践活动，必须遵循生命伦理学的原则；应有利于患者健康、利益和福利，应尊重患者的自主权、知情同意权、保密权和隐私权，应对患者公平公正，同时要兼顾个人、集体、社会的利益。如果在 ICU 病房的医疗行为中不遵循生命伦理学的基本原则，肯定会导致病房忽视精神价值，导致人文精神及人文素质的退化。

2. 老子曾说："故飘风不终朝，骤雨不终日。孰为此者？天地。天地尚不能久，而况于人乎？"生老病死是自然界的规律。现实生活中面对临终患者，在患者及家属放弃之前，医生依然也只能信奉"不惜一切代价挽救生命、积极治疗到底"的固定模式。随着医学的进步，使许多不可能变成了可能。美国著名的弗莱明案的案卷中曾记录着这样一段话："医学的发展已经成功地制造出了维持生命的模糊区域，当死亡开始时，生命却在以某种形式延续。然而，一些患者并不希望他们的生命靠药物来维持，他们宁愿按照自然规律尊严地死去。"当患者周身布满仪器与导管，毫无知觉、远离亲属迎接死亡之时，我们不禁反思，究竟患者需要的是生的权利还是死的尊严？

樊阿婆作为一个 93 岁的老寿星，她可能已经看淡了世间事，想要的只是家人陪伴，何时离去，早已不去在意。现代医学的发达，给了子女们美好的愿望，他们希望自己的母亲能长命百岁，能度过这一关，然而发达的医学确实救了老人的生命，并且可能能够继续救治，但代价是母亲的孤独、恐惧、痛苦不安，更甚者可能是毫无知觉地活着。各种维持生命的治疗实践，如气管插管、机械通气，都会大幅降低重症患者的生命质量；对部分危重患者而言，他们更迫切需要一种舒适宁静的环境，希望能在家人的关怀与陪伴下结束自己的生命。

《论语·为政》中提到："孟懿子问孝。子曰：'无违。'樊迟御，子告之曰：'孟孙问孝於我，我对曰，无违。'樊迟曰：'何谓也？'子曰：'生，事之以礼；死，葬之以礼，祭之以礼。'"从古至今，孝道一直都是中华民族传统美德，是实现理想人格所必须具备的条件。父母病重时，子女在病床旁对父母的细心看护已经成为衡量子女是否尽孝的标准。但樊阿婆自从进入 ICU，因为制度及病情不允许，子女未能尽到孝道，心生愧疚，老人也是不满。医护人员在与家属沟通交流时要注意倾听他们这方面的情感需求，并予以宽慰解释。

家属很多时候都是在矛盾中反复，一方面担心拔了管子母亲就"一去不回"了，插着管，至少还能看到活人；另一方看着母亲的挣扎与痛苦，让她晚年还遭受如此折磨着实于心不忍。想要在与医生、护士的沟通中坚定自己的决定，希望医护人员能给自己一个方向。ICU 放弃治疗的现象主要有三个层面：一是"谁主张放弃治疗"，其主体一般是患者本人和家属。有时，临床医师也会以某种婉转的方式提出"放弃治疗"的暗示。二是"放弃什么样的治疗"，一方面对有或无治疗价值的患者放弃哪一类患者的治疗；另一方面是对某一特定患者，放弃的是何种性质的治疗决策和手段，即全部治疗还是积极治疗、抢救治疗，或者是实验治疗、姑息治疗等。三是"怎样放弃治疗"，就临床医师而言，有被动认同、主动倡导、积极默认、积极干涉等。但在程序上均过于简单化难以确保是否该"放弃治疗"

这种认定的可靠性，极易引起医疗纠纷。

知识拓展

放弃治疗的原则

为了规范放弃治疗行为，避免放弃本不应当放弃的治疗措施，美国心脏学会和急症心脏护理学会主张，只有符合以下条件的末期患者才可以考虑放弃治疗：①当患者保持无意识状态时；②当患者继续治疗的经济负担超过任何好处时；③当公认的科学数据提示成功复苏的机会相当遥远时。

而针对新生儿期选择性放弃治疗，著名澳大利亚围生医学专家 Yu 教授提出了以下 3 个原则：①不可避免死亡，即无论给予什么治疗，患儿正逐步走向死亡，继续治疗并不能代表患儿的最佳利益而是徒劳的；②无目的情形，即经过努力治疗，尽管死亡并非不可避免，但患儿如果存活将冒极大风险，留有严重的身体和智力的残疾；③无法忍受的结果，当患儿生存下来伴有重度残疾，患儿可能遭受长期痛苦，需要反复住院，终生接受侵入性治疗，以及在儿童期或成年人有早期夭折的可能。1997 年，中华医学会医学伦理学分会在第九届学术年会讨论并通过了《慢性病患者生命末期治疗决策与伦理要求》，该文件第三、四、五条对终止（放弃）治疗做出以下规定：存在明确的临床死亡体征，可不予复苏；对按常规进行心肺脑复苏且 30 分钟后仍无效者可终止复苏。

事实上，以上条件和标准只能作为放弃治疗的必要条件而不是充分条件，能否放弃治疗还需要依据患者及其家属的意愿而定。而此又涉及患者及家属的价值理念、宗教信仰、对生活品质的观感、对治疗效果的期望等问题，这些都是医生所不能单方面决定的，而要与患者或其代理人达成共识。

《里斯本病人权利宣言》强调：如果患者的代理人做出违反患者最佳利益的决定时，医师有义务在相关的法律机构挑战这项决定。中国香港《医院管理局对维持末期患者生命治疗的指引》指出：有些时候，某项延长生命的治疗被医护小组视为必要及符合患者最佳利益，但患者家人未必赞同。就法律而言，医护小组可继续进行必要及符合患者最佳利益的维持生命治疗。但该文件同时指出：如非紧急，应尽可能透过沟通与患者家人谋求共识。对危重患者而言，放弃治疗即意味着选择死亡，而病患选择死亡的决定不能侵害医师决定是否施行之自由，医师仍得视实际情况斟酌是否执行，亦即得因任何理由拒绝提供此一协助，而非仅片面义务的履行。

拓展阅读

威尔伯，2013. 恩宠与勇气：超越死亡［M］. 胡因梦，刘清彦，译. 3 版. 北京：生活·读书·新知三联书店.

案例情景 2

患者周奶奶，68 岁。因在家突发呼之不应，跌倒在地，右侧肢体无自主活动来医院急诊内科就诊。急查 CT 提示，多发腔隙性脑梗死，NIHSS 21 分，GCS 评分 8 分。医生询问病史时家属告知患者既往有心脏病史，心脏听诊心律失常，结合患者的发病情况，考虑脑血栓的可能性大。随后患者头颅 CT 提示左侧大脑中动脉 M1 段闭塞，神经内科医生与家属充分沟通后即可予动脉取栓治疗，治疗后复查头颅 CT 提示左侧大脑半球、侧脑室及第四脑室高密度影。患者病情危重，为进一步治疗，拟"脑梗死（脑动脉取栓术后）"收治入神经内科重症监护室，家属对于老人这一突发情况，很慌乱，认为只是跌倒一下，怎么如此严重，子女一直懊恼没照顾好母亲，现在老人昏迷不醒，心痛不已。

进入重症监护室后，周奶奶处于昏睡状态，双侧瞳孔等大等圆，直径 3mm，直接和间接对光反射迟钝，双侧眼球向左凝视，右侧鼻唇沟浅，右侧肢体肌力 0 级，左侧肢体可见自主活动。患者因取栓术后，右侧腹股沟予以压迫器压迫中，护士告知家属压迫器压迫是为了防止穿刺点出血，同时患者的右下肢也需要制动，为了防止意外发生，护士告知家属右下肢需要用约束带约束至压迫器解除，需要家属同意签字。子女为了治疗同意约束，但怕父亲受不了想先瞒着父亲，监护室的看护时间到了，周奶奶的老伴刘爷爷看到病床上的周奶奶，眼泪止不住地流下来，刘爷爷想去握握老伴儿的手，摸摸老伴儿的脚，一看周奶奶被绑着，立马急了，说道："她都这样了你们还要把她绑起来，真是作孽啊！她现在都不知道，叫也叫不醒，为啥还要绑起来？你们有没有人性啊！"当班护士见此情景，再次耐心解释约束是为了防止周奶奶的脚无意识地动起来，影响压迫器压迫的效果，导致穿刺点出血的可能。周奶奶的儿子听了护士的解释，劝说了刘爷爷，护士这么做也是为了自己的母亲好，绑到压迫器解除就可以了。刘爷爷看着昏睡着的老伴儿，点头同意了，抚摸着周奶奶被约束带约束的右脚说："老太婆，快醒醒，不要睡啦！你醒了护士就不会把你绑起来了。"

在周奶奶被约束期间，家属时不时地要求解开一会儿约束带，他们提到："奶奶不喜欢被绑着的，我们看着，让她的脚舒服一会儿就好。"对于疾病的到来，我们向来没法阻挡，作为医护人员，我们都在尽我们最大的能力去实施每一项操作和治疗。可我们到底面对的是病床上的人，还是这个疾病？对于疾病，我们所做的一切无可厚非；对于个人，我们有没有及能不能考虑到她的尊严和自主选择呢？周奶奶右侧腹股沟的压迫器压迫 24 小时后予以解除，奶奶右脚的约束也被解除，在约束的过程中护士严密观察患者的皮色皮温，患者未发生约束相关并发症。

之后周奶奶突发氧饱和度下降至 77%，血压 167/92，心率 150～160 次/分，神志处于昏迷，右侧肢体肌力 0 级，左侧肢体有自主运动，遵医嘱予以吸痰拍背，球囊辅助通气，呼二联静脉注射均无改善后，告知家属患者病情危重后，通知麻醉科气管插管后接呼吸机辅助通气后，氧饱和度上升至 99%，血压心率恢复至正常数值。当班护士评估患者有意外拔管的危险因素（周奶奶的左侧肢体有自主运动），于是告知家属患者的左侧肢体需要进行保护性约束。刘爷爷一听病情恶化而且又要约束，情绪崩溃，跟我们吵起来，说道："绑啥绑，一个老太婆，能出啥幺蛾子，你们护士就知道把老太婆绑起来，小姑娘，你可能不知道，我俩都信教，是不能被绑起来的，我想她能站起来，陪我买菜，吃饭，我已经违背神的意愿了……"说着说着，刘爷爷声音越来越小，眼里噙着泪花。

案例思考

1. 对于周奶奶目前在这种状态，我们该如何继续确保有效治疗顺利进行，为什么？

2. 如果你是她的责任护士，你会如何和家属沟通交流，来减轻其心理负担？希望达到怎样的护理共识？

案例解析

1. 从周奶奶跌倒失去意识被送进医院，家属决定积极治疗起，他们一定经历了很多痛苦的时刻。由于医护人员职业的特殊性，目睹过很多次生离死别；但对于周奶奶一家，这次境遇可能是第一次，对于疾病及治疗的无所适从。无论家属是否做好准备，都要面对一个现实——他们需要替躺在病床上的至亲亲人做一切决定，包括使不使用约束带。

这就引出一个艰难的问题，我们如何使一个没接触过医学知识却正在经历痛苦的患者家属去相信有效约束的必要性？其实国外 ICU 病房中使用保护性约束较早。国外研究表明，一些 ICU 病房中患者使用保护性约束的主要原因是需要预防出现医疗干扰的情况，同时对于有意识障碍的患者起到肢体制动及避免这些患者出现自我伤害的情况。保护性约束是指在临床对于危重患者进行 ICU 治疗过程中，通过使用一些机械性或是物理性的设备及材料和工具，附加在患者身体上或是临近患者身体，通过这样的一种形式，能够较好地为患者提供一种充分的保护。恰巧周奶奶和老伴儿又都是宗教信仰者，不能接受保护性约束。而护士的职责要求是发现、分析和解释对个体或者群体的健康，疾病或者死亡可能造成的文化元素，并寻求基于这些不同或相同文化基础之上的照护因素，以促进与提高护理实践水平。所以，护士需要在尊重患者及其家属的前提下，通过有效的交流沟通，告知患者保护性约束的必要性。

身体保护性约束是为了解除痛苦，恢复健康和保持健康。传统意义上的治疗，可能会因为患者本人非意识下的不自主行为，影响治疗效果，甚至危及生命。既然患者或其家属，选择积极治疗，几乎没有人希望看到因为沟通不当，家属拒绝保护性约束，导致意外拔管等事情的发生。从这层意义可以看出，我们告知患者及其家属保护性约束的原则的必要性。

2. 对于很多危重患者而言，由于病情变化，他们很大可能没办法自主做决定，家属也沉浸在忧虑、疑虑、恐惧、期望等多种情绪中。作为责任护士，我们希望通过与周奶奶及其家属的沟通，让他们了解保护性约束不等同于五花大绑，并且认识到我们对于保护性约束有原则性，以及我们会尽可能解除约束以避免约束并发症发生等。尤其对于不同的宗教信仰，护理伦理学国际法指出："尊重患者的宗教信仰"及我国《宪法》第三十六条规定：中华人民共和国公民有宗教信仰自由。因而，作为护士在护理工作中我们首先应该理解并尊重患者的宗教信仰，根据其宗教信仰，或因势利导，或进行科学指导。

很多时候，我们在跟患者家属进行使用保护性约束的谈话中，更多着力与陈述事实和选项，让他们做出理性的选择，但可能这种偏理性的谈话，并不能使患者家属心理接受，一旦治疗失败，与家属的预期有冲突，患者家属所有的负面情绪可能倾泻而来，所以，对于保护性约束的选择，我们需要同患者家属达成情感上的共识。

这种共识没有固定的格式，但有一些共同点：①我们所有人对于疾病的发生、发展、转归是没有绝对的权利，我们所能做的只是尽最大可能去努力，用现有的一切医疗手段去救治。这样可以把我们和患者家属的心理位置放在统一战线，我们都是共同抵抗病魔的战士，我们的利益是统一的。②我们理解患者家属一切情绪，并且尊重患者家属的选择，耐心地听患者家属的述说。③引导患者家属以积极态度面对可能出现的未知的病情变化，在情感上给予他们支持。

知识拓展

身体保护性约束的原则

身体约束（physical restraints）是指使用任何物理或机械性设备材料或工具附加于或靠近于患者的身体，使患者不能轻易将其移除，从而限制其自由活动或使其不能正常接近自己的身体。这种护理行为的目的是解除患者的痛苦、心理问题，恢复健康和保持健康。美国老年病学会提出身体约束的指征为：身体的约束适用于有严重的认知障碍和（或）有身体功能障碍的患者，或使用了医疗仪器设备如监护仪、血管内留置针等存在认知障碍的患者，以及有跌倒危险患者或诊断为精神障碍的患者。

2003 年美国医疗机构评审国际联合委员会（JCAHO）紧急制定了《约束必要性等级技术评估》的临床指南，该指南给临床护士对于成年的危重患者使用约束的必要性给予的切实有效的评估工具。

身体约束是一种强制性、可能会导致激烈行为或护患纠纷的行为，必须有医生的医嘱才能使用约束具。加拿大国会 2001 年批准的《减少患者约束法案》规定：医院使用身体约束时必须经患者知情同意。有决策能力的患者应该有知情同意权，如果患者没有决策能力，则由其家属或法定代理人签署实施约束的知情同意书。

2006 年《北京地区三级甲等医院评审标准实施细则》中明确指出，身体约束要通过医师进行诊断，并根据医嘱实施。只有在紧急情况下按照《中华人们共和国护士管理办法》第 21 条"护士在职业中遇紧急情况应及时通知医生并配合抢救，医生不在场时，护士应当采取力所能及的急救措施"，才能酌情实施身体约束，而后再通知医师补开医嘱。约束如同医疗机构的其他侵袭性诊断和治疗手段一样，医护人员执行身体约束前要进行知情同意程序，即对患者或亲属解释患者需要身体约束的原因、实施方法等进行告知，方可进行约束。在紧急情况下，如果患者存在因认知紊乱、行为失控而导致的跌倒、自伤、拔管和拒绝治疗等可能性时，其亲属尚未出现或无法联系等特殊情况时，按照各国法律规定的紧急避险原则，可以先实施身体约束以应对紧急情况，将知情同意程序之后补上。

随着医学的进步及人们对人权意识的增强，国外很多国家已经出台了相关的法律，以指导医护人员合理使用约束，我国卫生主管部门也颁布了《临床护理实践指南（2011 版）》，在第三章身体活动管理中对身体约束也进行了一定的规范指导。

拓展阅读

朱玲，2019. 医学人文的胜利：《心灵点滴》电影赏析［J］. 中国医学人文，8：69-72.

（顾艳莊）

三、肿瘤患者的护理伦理

案例情景 1

患者王先生，64 岁。1 个月前巩膜及皮肤先后出现黄染，后续出现食欲不振、皮肤瘙痒、尿色加深、大便颜色变浅，体重逐渐下降，严重影响了日常生活。入院后，经检查被确诊为十二指肠占位，但由于黄疸较重，肝功能及一般情况较差，目前无法进行手术，医护人员首先征求家属的意见，在讨论初期，患者家属曾表示不告诉患者其真实病情，经过医护人员的详细说明与解释，家属改变了最初的想法，最终医护人员与患者及家属深入讨论决定了患者的治疗方案。先进行经皮肝穿刺胆道引流术，待黄疸减退，肝功能及凝血时间符合手术指征后择期行"胰十二指肠切除术"。但这个诊断还是让患者不知所措，他自认为平时饮食正常，规律运动，自己的家人也从来没有得过这种疾病，而自己 64 岁刚刚退休，退休的生活才刚刚开始为什么会得了这种病？自己的领导得过肝癌手术后目前正常生活，自己连手术都做不了是不是就回家等死了？患者自发病以来皮肤黄染，刚开始只是不好意思出门，随着病情的发展食欲下降、体重下降，自己的情绪越来越低落，主治医师告诉他，目前他的凝血时间与肝功能的情况不符合手术指征，并仔细告知了患者后续的治疗，患者决定听从医师的安排，先进行保肝治疗，待凝血功能达标后进行 PTCD 穿刺置管术，退黄保肝等，符合手术指征后再进行手术。

当得知自己的穿刺是为手术争取机会后，王先生积极配合治疗，在凝血功能符合穿刺指征后，立即行 PTCD 置管术，置管前医护人员与患者详细交代了穿刺过程的注意事项及配合要点。穿刺过后当天顺利引流出 800ml 胆汁。随着时间的推移，患者的胆红素、胆汁酸等肝功能情况逐渐好转，黄染较前也有消退，食欲有所好转体重也开始缓慢增长。患者已符合手术指征，择期进行手术。

案例思考

1. 针对王先生的病情，医生是否需要得到家属的同意才能告知患者？为什么？

2. 当患者本人与家属对治疗方案存在分歧时，医生应该如何选择？为什么？

案例解析

1. 王先生，64 岁，正处于刚刚退休，卸下沉重的工作负担，在本应当享受天伦之乐的年纪，却因病情的进展，患者的生活质量严重下降，自尊心受到打击，加之食欲不振，体重下降等原因带来的影响，导致精神萎靡，情绪低落，该患者的家属初期想对患者隐瞒病情，但医务人员却认为告知患者的病情对于患者是有利的。

这时的问题为是否应当告知患者病情，若患者对自己的病情了解不全面便无法做出正确的医疗决策，在我国对肿瘤患者是否应当如实告知其病情又不会引起不良后果成为医务人员面对的复杂问题。《民法典》第一千二百一十九条规定：医护人员在诊疗活动中应当向患者说明病情和医疗措施。《医疗事故处理条例》第十一条规定：在医疗活动中，医疗机构及其医务人员应当将患者的病情、医疗措施、医疗风险等如实告知患者，及时解答其咨询。法律法规中明确规定了对患者及其家属履行告知是医务人员的一项法定义务，患者必然要对其病情有全面的了解，所以如何用正确的方式告知患者的病情尤为重要。在实际操作中，"告诉与不告诉"，往往是医务人员与患者家属讨论较多的问题，所以应当首先与患者家属进行充分的沟通。绝大多数家属不愿让患者本人知悉病情，而选择作为患者的知情告知委托人与医生护士接触沟通，此时患者仍要反复追问医生自己的病情，而根据保护性医疗的规定及与患者签署的诊疗告知同意协议，医护人员又不被允许直接告知患者病情及治疗，这时，往往会遭遇患者诊疗上的抵触情绪与不配合，让医护人员陷入两难困境。在告知患者时应当正确地选择告知方式，告知患者进行穿刺治疗的重要性，纠正患者对肿瘤的理解差异，更重要的是树立患者对抗疾病的信心，建立较易达成的阶段性目标。

2. 当患者本人和家属对治疗方案存在分歧时，这时医生就会陷入两难的局面。对此，医生需要坚持医学伦理中的有利原则。有利原则是指把有利于患者健康放在第一位并切实为患者谋利益的伦理原则，有利原则的要求主要包括：医务人员的行为与解除患者的疾苦有关；医务人员的行为可能解除患者的疾苦；医务人员的行为对患者而言利大于弊；患者受益不会给别人带来太大的损害。案例中王先生与家属意见达成一致，皆大欢喜，但若王先生和家属意见不能统一时，医生就需要以患者的核心利益为标准，应用自身专业知识，与王先生或其家属进行沟通，选择对患者最为有利的治疗方案。

知识拓展

患者享有之权利篇

1. 生命权、身体权、健康权　《民法典》第一千零五条规定：自然人的生命权、身体权、健康权受到侵害或处于其他危难情形的，负有法定救助义务的组织或个人应当及时施救。

2. 人格权　患者在就医过程中，享有人格尊严被尊重的权利，医务人员不得对患者进行歧视和侮辱。《民法典》第一千零二十四条规定：民事主体享有名誉权。

3. 平等的医疗保健权　医疗机构与就医者从本质上说，属于医疗服务合同关系。特殊之处在于医疗机构不具有拒绝缔约的权利，只要患者来就诊，履行支付医疗费的义务，甚至在紧急情况下，即使患者不具有支付医疗费的能力，医疗机构也不得拒绝提供医疗服务。这是与医疗机构救死扶伤的性质有关的。另外，患者在医疗机构就医的过程中，应享受到平等的医疗服务。

4. 自主选择权　患者有自主选择医疗机构甚至医务人员的权利。

5. 知情同意权　这是患者在医疗活动中最重要的权利。《医疗事故处理条例》第 11 条规定：在医疗活动中，医疗机构及其医务人员应当将患者的病情、医疗措施、医疗风险等如实告知患者，及时解答其咨询；但是，应当避免对患者产生不利后果。《民法典》第一千二百一十九条规定：医务人员在诊疗活动中应当向患者说明病情和医疗措施。需要实施手术、特殊检查、特殊治疗的，医务人员应当及时向患者具体说明医疗风险、替代医疗方案等情况，并取得其明确同意；不能或者不宜向患者说明的，应当向患者的近亲属说明，并取得其明确同意。医务人员未尽到前款义务，造成患者损害的，医疗机构应当承担赔偿责任。以上条文规定了患者享有知情权,该权利对应着医方的如实告知义务。患者享有的知情权包括:患者有权明白自己的病情;明白自己要做何种检查项目;明白自己应如何选择医生;明白可能出现何种医疗风险,明白影响自己病情的事项等。特别是医疗风险,患者尤其需要被告知,以使其能真实地对治疗措施行使选择权。医疗风险是指在治疗过程中的不确定性有害因素直接或间接导致患者死亡或伤残后果的可能性。医疗风险是客观存在的,它可能出现灾难后果,也可能不出现灾难后果,但可能出现灾难性后果的潜在因素是无法控制、无法预测的。所以,是否要采取某种具有医疗风险的治疗措施应该由患者自己选择(在患者无法选择时,由其家属选择),而不是由医方单方决定的。

6. 赔偿请求权　患者在就医过程中,因医务人员的过错受到医疗损害,享有依法向该医疗机构请求赔偿的权利。

拓展阅读

萨托利,2018. 向死而生,活在当下:濒死体验死亡哲学课[M]. 李杰,译. 北京:中国法制出版社.

案例情景 2

钱女士,23 岁。刚和男友领了结婚证。1 个月后,她去医院做了个小手术:右乳腺肿块切除。术中,快速病理切片确认是恶性肿瘤。于是,医生在未经过钱女士及其家属同意的情况下,切除了右乳,为其做了进一步的右乳改良根治术。

手术很成功,然而钱女士开始愁眉不展,随着时间的推移心情越来越糟糕。作为女性的外观和特征发生了改变,新婚丈夫对她的态度也从领证前的热情转而有些冷淡,沟通也随之减少。主刀医生对于钱女士病情解释:为了其生命的延续而切除右乳。而更让钱女士揪心是事件仍在延续,术后 2 天,临床带教还带着实习的学生进行护理查房,其中还有男生,当带教揭开钱女士的病号服进行相关护理示教的时候,钱女士明显感觉这几个男生在偷偷地指指点点,嘲笑她。钱女士羞愧难当,明确告知带教不愿意以这种形式被查房。而带教解释道:我们是教学医院,查房是为了更好地带教学生,服务于患者,并没有什么不妥。这让钱女士愤然起诉医院对其的侵权行为。

案例思考

1. 医生切除右乳侵犯了钱女士什么权利?
2. 术后临床带教查房,又侵犯了钱女士什么权利?

案例解析

1. 本案例中医师首先侵犯了患者的知情权和选择权。患者刚结婚不久,年纪轻轻就失去了一个乳房，女性形象受到了损害，家属也很难接受这种事实。医生没有经过患者及家属的同意，选择了切除乳房的手术方式，情绪也因为医院的处置方法不得当变得极不稳定。患者在医院进行治疗，双方形成了医患的权利和义务，钱女士享有对病情的知情权和对于治疗的选择权，医院在未告知钱女士的情况下，切除了其右乳，虽然目的是更好地救治患者，减少癌症复发的概率，然而给患者及其家属却带来了身、心不可逆的伤害。严重损害了患者的知情同意权，造成了患者对医护人员的不信任，这也是形成医患关系紧张的重要原因。

　　知情同意权是患者的一项最基本的权利，由于患者一般不具有医学专业知识，医患之间存在着严重的信息不对称，因而需要医生耐心告知患者病情及治疗方案的选择和可能存在的各种风险、注意事项等。选择权与知情权是相辅相成，密不可分的。没有知情同意权就谈不上选择权。患者有权在获得病情信息后，在充分知情的情况下理智地选择诊疗方案。当然，在实践过程中患者选择权受很多因素的影响，如知情程度、文化程度、周围压力等。本案例的钱女士就可能因为失去女性特征而拒绝切除右乳的手术。所以，医护人员要尊重患者的知情、自主的权利，在充分认知可能出现的伦理学冲突的前提下，在医学技术常规所允许的范围内尽量满足患者的自主决定。医护人员除了理解马斯洛需求层次理论的底层外，也应该关注患者更高层次的需求，将不同选择的结果进行对比，向患者做充分说明，得到患者的理解和认可。从法律角度来讲，这也是防范医疗纠纷的重要举措，即便其主旨是为了实现患者的生命延续，也应由患者或患者家属自行决定诊疗方式。

　　2. 案例中医师还侵犯了患者的隐私权。临床带教在未经患者同意的情况下，带领实习生进行查房，未尊重患者的隐私，在男实习生窃窃私语时，也未及时制止。临床带教，是在为实习生展示专业的护理技能，也是在向患者展示带教医师职业操守是否合规。绝不允许以培养学生的护理能力为借口，揭开患者隐私，扩大对患者的伤害。

　　因此，护理人员在进行各类护理操作时，必须保护患者隐私。①保护和尊重患者隐私。做好与患者的沟通，与患者友好协商，在其知情自愿的情况下带领实习生查房，以减少护理过程中侵权行为的发生。②加强实习生职业道德教育。做好实习生的规范化管理，不妄议患者隐私，尊重自己将来的职业和操守。隐私权是重要的个人权利，尊重患者隐私是基本的社会伦理要求，更是医疗从业人员的职业道德规范。患者身体的私密部位被暴露在实习生面前，尤其是私密部位还有一定的残缺，这就更加要求在护理查房中，对患者的隐私权进行保护。③人性化护理。此外，在护理查房时，除了经过患者允许，说明查房的事宜之外。有时，在患者床边讲解、分析病例，患者的情绪都会受到一定影响。在病房介绍患者的相关病史，进行必要的检查示教后，在示教室进行详尽的病情分析。在查房和治疗时，严格执行屏风遮蔽等温馨举措，在和谐、相互理解的氛围中，进一步缓解医患矛盾。

知识拓展

得了癌症的患者需要知情吗

　　知情同意权是指患者有获知自己病情并对医务人员所采取的治疗方案决定取舍的权利。《医疗事故处理条例》第 11 条规定：在医疗活动中，医疗机构及其医务人员应当将患者的病情、医疗措施、医疗风险等如实告知患者，及时解答其咨询；但是，应当避免对患者产生不利后果。患者的知情同意权应得到医疗机构和医务人员的充分尊重。保障患者的知情同意权，既充分尊重了患者的知情权和自主选择权，又有利于在患者和医护人员之间建立一种平等的关系，促使患者积极配合治疗，从而维护医患双方的利益。

　　但在我国，多数人主张对癌症患者隐瞒病情，主要是由于有部分患者知道自己患癌症时，心理变化非常复杂，会拒绝治疗、过度忧伤。医护人员、患者家属担心患者心理承受不了事实，做出错误的判断和决定，选择隐瞒病情。

　　1. 心相通、知真相　曾经有人做了两次调查问卷，我们先来看看下面这两个问卷调查结果。

　　第一份问卷：如果亲人查出癌症，你会告诉他/她真相吗？

　　第二份问卷：如果你被查出癌症，你希望知道真相吗？

　　一共收到 2000 多份答案：在亲人得病的时候，74%的读者选择向亲人隐瞒所有或者部分病情，只有 26%选择告诉患者所有信息。换作自己生病，有高达 85%的人都希望能知道所有信息。

　　从问卷调查结果不难发现，我们对于自己的心理承受力很有信心；而对亲人却毫无信心。将心比心，如果我们都希望知道真相，自己的身体自己做主，是否也应该考虑用同样的态度对待我们最亲的人？

　　2. 敬患者、提疗效　在美国，医生会第一时间告知患者病情，并没有出现想象中很多患者崩溃的情况。

　　患者知晓实情后的情绪失控是一时的，但是，这并不代表患者丧失面对癌症、战胜癌症的勇气。随着时间流逝，大多是患者都能慢慢接受这个事实，逐步排解负面情绪，勇敢地面对未来。

　　尊重患者，是伦理学必要的道德要求。患者对自己最后的时间拥有绝对的使用权。关于告知患者癌症实情，既要尊重家属的意愿，又要顾及患者病情，要酌情告知。

　　3. 顾家属、多配合　家属的同意权，可看作是一种代理权。代理人行使代理权时不得损害被代理人的利益，这是基本的原则。在家属要求对患者隐瞒病情，实施保护性医疗措施时，医方应根据《医疗机构管理条例实施细则》第六十二条规定：医疗机构应当尊重患者对自己的病情、诊断、治疗的知情权利。在实施手术、特殊检查、特殊治疗时，应当向患者做必要的解释。因实施保护性医疗措施不宜向患者告知情况的，应将有关情况通知患者家属。医护人员应积极主动地与患者家属沟通，在尊重患者家属的前提下告知患者，患者有权知道自己的病情，所有人都应尊重患者的权利和意愿，让患者了解患病实情，以使患者可以安心地配合医护工作，提高疗效。

医护人员加强对患者家属防癌、抗癌的健康宣教，使其了解和认识癌症。家属应积极配合医护人员，协助患者的饮食调养，向患者提供美味、富含营养的食物。在治疗过程中，注意饮食的合理搭配，提高患者的身体免疫力和抗癌能力。及时和医护人员沟通最佳治疗方案，帮助患者树立信心，积极治疗。

拓展阅读

哈特曼，洛普利，2016.梅奥拯救乳房全书：乳腺癌抗癌权威指南［M］.沈松杰，王昕，译.北京：北京科学技术出版社.

（刘　芳　刘　睿）

四、传染病患者的护理伦理

案例情景1

患者毛女士，28岁。有咳嗽、不适、疲劳、午后潮热、盗汗等肺结核症状体征，且痰中带血，3天前由门诊因"开放性肺结核"收治入院，入院涂片及影像学检查显示为上肺尖后段的开放性肺结核，有干酪样坏死、空洞形成的支气管播散及血行播散粟粒性结核，临床上症状比较突出，具有较强的传染性，因此病区安排患者单独使用一间病房。

床位护士小刘热情接待了毛女士，并为其详细解释了为什么需要她自己住一间病房：开放性肺结核患者在咳嗽、打喷嚏或大声谈笑时，喷出许多大大小小含结核菌的飞沫，很容易被他人吸入，使结核菌深入达到肺泡内造成感染。同时，小刘也告知毛女士疾病相关的注意事项，包括咳嗽、打喷嚏时，必须用手或手帕掩住口鼻，尽量避免大声谈话，以减少悬浮于空气中的带菌飞沫，每人单独一套用物（包括餐具、痰缸等），室内保持良好通风等。并发给她一个带消毒液的带盖痰缸，告诉她必须把痰吐在痰缸里，每天早晨会为她更换后集中消毒。

毛女士对自己的病情分外担忧，情绪波动明显，晚上睡眠质量较差。住院数天后，甚至彻夜不眠，护士巡视病房时，希望护士陪她聊聊天，说自己一个人觉得很害怕，希望能马上出院，一个人住在一个不熟悉的环境，加上疾病的困扰，实在太痛苦。随着住院时间的延长，毛女士脾气逐渐暴躁，认为医院侵犯她的人身自由，护士小刘耐心和毛女士交谈后，又得知毛女士父母都是农民，她自己在饭店打工，收入微薄，所以也很担心治疗费用的问题。另外，毛女士听医生说，还需要后期的抗结核治疗，出院以后她也不能继续打工了，所以对费用更担心了。

案例思考

1. 针对毛女士的情绪变化，我们可以提供哪些护理服务减轻她的焦虑？
2. 是否应该对毛女士进行强制隔离？为什么？

案例解析

1. 每一位传染病患者都拥有一些最为基本的人权，如知情同意权。由于患者民族不同、信仰不同、文化背景不同，加上传染病的治疗措施及护理对策等可能皆为非自愿性接受，使得传染病治疗护理过程中略带有一些明显的强制性与义务性，在一定程度上局限了患者的知情同意权；另外，由于不同原因、不同途径而感染上的传染病，也使得很多患者在被动情况下送入医院进行隔离防控治疗与护理，造成患者出现了很多情绪上、心理上的问题，也使得其人身自主权受到限制，进而引发伦理冲突问题。因此，针对此类问题，在护理过程中需提前告知患者及其家属相关传染病的治疗及防控护理对策，使其理解隔离的必要性，充分理解并配合各项工作的顺利完成，建立和谐的人际关系，以避免伦理冲突事件的发生。

2. 毛女士为开放型肺结核，正处于有较强传染性的阶段，传染给他人的可能性很大，因此隔离十分必要。为了减少患者在隔离期间的焦虑，我们可以从护理方面入手，提供人性化的护理：①改善病房护理设施，由于大部分传染病均具有发病快、病情发展迅速等特点，患者在入院隔离治疗期间，由于对院内环境较为陌生，极易产生焦虑、恐惧情绪，特别是在隔离期间无法接触亲友，极易产生挫败感，造成心理情绪低落。所以，在设置医院硬件设施的过程中，应尽量将病房环境设计为暖色调，定时对病房进行清洁、消毒，在确保安全的前提下，可将各种一次性日常生活用品及电视等生活设施设置于病房内，并为患者提供冷热水供应，努力营造一个舒适、方便的病房环境，使患者感觉如同身处家中。②将人性化护理内涵及伦理知识应用于传染病患者护理中，在对患者进行护理时，应给予患者充分尊重，努力维护患者的尊严。大多数患者由于对疾病缺少认识，极易产生恐慌情绪，再加上住院期间无法接触亲友，故极其希望得到医护人员的关怀、尊重和理解。护理人员应以和蔼、耐心的态度积极与患者沟通、交流，多给予患者关怀，在对患者进行护理时，应尊重地称呼患者，并保护好患者的隐私部位，以使患者充分感受到护理人员的尊重和关怀。③构建和谐的护患关系，增强患者的安全感。护理人员应耐心地将各种设备的使用注意事宜和病区环境详细告知患者，并协助患者完成各项检测，认真贯彻执行病房巡视制度。如患者体质比较弱，应多给予其帮助，为其安装床挡，为其叩背，帮助其翻身；如患者机体出现疼痛感，应为其按摩以缓解其疼痛感。此外，护理人员还应将疾病相关知识详细告知患者，以帮助患者正确认识疾病，促使其积极配合治疗和护理。

由于目前未要求结核病患者强制隔离，无法约束不自觉进行自我隔离的患者，会威胁到社区中其他健康的人。如果对收住院的患者强制隔离，虽然可以提高患者的服药依从性，防止结核病在社区中进一步扩散，但侵犯了患者的自由权。我国法律规定，传染病患者、疑似传染病患者和密切接触者等个体的权利是一种正当的权利，但在行使权力时，需要以公共健康利益为前提，不能将个人利益凌驾于公共利益之上。基于公共健康的伦理原则，社会必须要求那些对公共健康有潜在威胁的人及流行病患者具有相当的公德意识。因此，结核病患者一旦被发现是"涂阳"或者重症"涂阴"患者，必须纳入结核病防治所登记追踪体系，采用 WHO 推荐的方案通过医务人员直视下服药（directly observed treatment，DOT）的方式管理结核病患者，定期查痰。

因此，毛女士在活动性肺结核的传染性较强期间，需限制其行动自由。患者需在医生的监督下服药，失去了自行服药的权利及治疗的自主权，一定程度上是限制了患者的自由。且结核病患者有接受随时被督导的义务。传染病患者必须以社会公益为重自觉履行义务。在医学伦理的理论中，自主决定权被认为是患者的基本权利。基于这种自主决定权，医护人员在任何情况下都不得替患者做决定，对患者做任何处置之前，都必须先征得患者或其法定代理人的同意。但是对于有些极特殊的情况下，出于维护公共安全的需要，医护人员的某些特殊的举措是理应得到谅解的。

可见，一方面，医护人员要悉心考虑每位患者的各种人身权利及义务；另一方面，还要维护好社会公众利益，并将两者进行权衡，尽可能减少患者对隔离的排斥及拒绝行为，使其尽可能自主选择可行的有效防护护理对策。

知识拓展

《中华人民共和国传染病防治法》（2013 年修正本）摘录

《中华人民共和国传染病防治法》是中国全国人民代表大会常务委员会批准的中国国家法律文件。现行《中华人民共和国传染病防治法》于 2013 年 6 月 29 日修正。文中第三章为"疫情报告、通报和公布"，内容如下：
第三章 疫情报告、通报和公布
第三十条 疾病预防控制机构、医疗机构和采供血机构及其执行职务的人员发现本法规定的传染病疫情或者发现其他传染病暴发、流行以及突发原因不明的传染病时，应当遵循疫情报告属地管理原则，按照国务院规定的或者国务院卫生行政部门规定的内 容、程序、方式和时限报告。

军队医疗机构向社会公众提供医疗服务，发现前款规定的传染病疫情时，应当按照国务院卫生行政部门的规定报告。

第三十一条　任何单位和个人发现传染病患者或者疑似传染病患者时，应当及时向附近的疾病预防控制机构或者医疗机构报告。

第三十二条　港口、机场、铁路疾病预防控制机构以及国境卫生检疫机关发现甲类传染病患者、病原携带者、疑似传染病患者时，应当按照国家有关规定立即向国境口岸所在地的疾病预防控制机构或者所在地县级以上地方人民政府卫生行政部门报告并互相通报。

第三十三条　疾病预防控制机构应当主动收集、分析、调查、核实传染病疫情信息。接到甲类、乙类传染病疫情报告或者发现传染病暴发、流行时，应当立即报告当地卫生行政部门，由当地卫生行政部门立即报告当地人民政府，同时报告上级卫生行政部门和国务院卫生行政部门。

疾病预防控制机构应当设立或者指定专门的部门、人员负责传染病疫情信息管理工作，及时对疫情报告进行核实、分析。

第三十四条　县级以上地方人民政府卫生行政部门应当及时向本行政区域内的疾病预防控制机构和医疗机构通报传染病疫情以及监测、预警的相关信息。接到通报的疾病预防控制机构和医疗机构应当及时告知本单位的有关人员。

第三十五条　国务院卫生行政部门应当及时向国务院其他有关部门和各省、自治区、直辖市人民政府卫生行政部门通报全国传染病疫情以及监测、预警的相关信息。

毗邻的以及相关的地方人民政府卫生行政部门，应当及时互相通报本行政区域的传染病疫情以及监测、预警的相关信息。

县级以上人民政府有关部门发现传染病疫情时，应当及时向同级人民政府卫生行政部门通报。

中国人民解放军卫生主管部门发现传染病疫情时，应当向国务院卫生行政部门通报。

第三十六条　动物防疫机构和疾病预防控制机构，应当及时互相通报动物间和人间发生的人畜共患传染病疫情以及相关信息。

第三十七条　依照本法的规定负有传染病疫情报告职责的人民政府有关部门、疾病预防控制机构、医疗机构、采供血机构及其工作人员，不得隐瞒、谎报、缓报传染病疫情。

第三十八条　国家建立传染病疫情信息公布制度。

国务院卫生行政部门定期公布全国传染病疫情信息。省、自治区、直辖市人民政府卫生行政部门定期公布本行政区域的传染病疫情信息。

传染病暴发、流行时，国务院卫生行政部门负责向社会公布传染病疫情信息，并可以授权省、自治区、直辖市人民政府卫生行政部门向社会公布本行政区域的传染病疫情信息。

公布传染病疫情信息应当及时、准确。

拓展阅读

马伦，2009. 地球上的最后一座小镇［M］. 孔保尔，译. 南京：译林出版社.

案例情景 2

患者赵先生，33 岁，未婚。约 10 年前在外地出差时和一不相识女子发生无保护性行为，虽当时有对健康方面的担心和疑问，但因存在侥幸心理，并未有进一步检查或措施。近 1 年来，赵先生常常体温升高，起病时体温一般在38℃以上，并伴有乏力、食欲缺乏等症状。开始赵先生以为是普通感冒，自行服用感冒药治疗。近 3 个月发热较之前频繁很多，且乏力症状明显。

赵先生既往体健，频繁出现发热、乏力、食欲缺乏等症状后，开始怀疑自己因无保护性性行为感染人类免疫缺陷病毒（HIV），后到医院抽血检验，确诊为HIV 携带者，后入院治疗。住院期间，赵先生沉默寡言，郁郁寡欢。夜班护士小李刚工作 1 年，有一次为赵先生抽血标本的时候说："你别乱动啊，万一针头不小心扎到我，我也跟着完了。"赵先生的责任护士小张知道这件事以后，批评护士小李；后来经过小张的关心和照护，赵先生终于愿意和小张谈心了。他说："我不知道该怎么办了，得了这种见不得人的病，我这辈子完了。"护士小张安慰他说："没有病是见不得人，你首先要过了自己这关。而且艾滋病不是不能控制的，现在医疗水平越来越好，你好好配合治疗，就能尽快回归你原来的生活。"赵先生说："我觉得治疗没什么希望，我这辈子真的完了。我进来住院的时候就辞职了，我想单位知道以后肯定也不会要我了。我还没敢和家里人说这事，如果让别人知道我得了这样见不得人的病，我的家里人肯定都会抬不起头来，会让人看不起。我的病，我的工作，我的将来，我现在不知道该怎么办了。"护士小张劝道："现在是治疗的关键，你要好好休息，不要多想别的。等病情稳定了，是可以重新去工作去生活的。你总还是要和家人生活在一起的，而且他们的支持和帮助对你的康复有很大的作用，你可以认真考虑一下这个问题。你要对自己有信心。"

赵先生住院期间，护士小张热情、耐心，认真为赵先生解答问题，并常常和他谈心，赵先生的情绪慢慢改善，对自己的治疗和未来的生活逐渐有了信心。

案例思考

1. 护士小李在和患者的沟通中存在什么问题？

2. 赵先生辞去了自己的工作，并对自己的家人隐瞒自己疾病情况，作为责任护士应该如何和患者沟通？是否可以私下告知患者家属关于赵先生的病情？

案例解析

1. 从赵先生被确诊为艾滋病开始，他就承受了极大的心理压力，恐惧、无助、痛苦、自卑等，对自己的未来悲观甚至绝望。赵先生开始时不敢去面对，甚至不敢去医院检查确诊，确诊后，对治疗没有信心，也对未来的生活失去希望。

护理人员在打针、抽血、抢救等护理过程中是直接接触者、职业暴露的高危人群，他们不但担心自己有可能被艾滋病病毒感染，也担心自己的家庭可能受影响，承受着较大的心理压力，这是可以理解的。但夜班护士小李作为医务人员，对艾滋病的观念就存在问题，自己认为感染艾滋病后无法正常生活，而且，对患者说出这种带有歧视意味的话语，本身就违反了护理伦理的基本原则——尊重原则，即护士必须尊重患者及患者家属的人格尊严与权利。同时，也违反了护患之间基本的道德要求。护士处理护患关系时，首先是"不伤害"，其次，护士还应该帮助患者治疗或治愈疾病、恢复健康、减轻或解除疼痛，对患者要有同情心和爱心，尊重患者，一视同仁，文明礼貌，因此护士小李的做法不可取，应关心尊重患者，对患者一视同仁，态度热情，语言文雅，真诚有礼，不能挖苦、谴责患者，以温馨、人性化的服务取得患者的信任。

艾滋病歧视依然是目前艾滋病防控面临的重要挑战。2011 年，联合国艾滋病规划署在全世界范围内提出"零艾滋病新发感染、零歧视、零艾滋病相关死亡"的战略，这对全球艾滋病防治起到了积极的推动作用，提出的"零歧视"也表明了歧视的严重性和消除歧视的重要性。

自 1985 年我国发现第 1 例艾滋病患者以来，党和政府就一直高度重视艾滋病防治工作。作为医务人员，更应该了解疾病的治疗和预后，以精湛的专业能力和崇高的职业素养为患者提供护理服务，保护患者不被交叉感染，也要保护自己不因工作关系而感染某种传染病，同时鼓励患者积极治疗，以更快地回归正常的生活。

2. 关于艾滋病患者或者 HIV 携带者是否可以工作的问题，作为床位护士，直接告诉患者继续工作或者不要继续工作，是不合适的。随着高效联合抗反转录病毒治疗的不断推广，成千上万的 HIV 感染者和艾滋病患者得到了有效治疗，生命得到延长。艾滋病引发的相关死亡已大幅下降，艾滋病成为一种可长期存活的慢性疾病，HIV 感染者和艾滋病患者生命延长，身体基本健康，能够从事工作。因此，大多数 HIV 感染者和艾滋病患者存在就业需求。我国的相关法律法规保障包括 HIV 感染者和艾滋病患者在内的全体公民的平等就业权。2004 年修订的《中华人民共和国传染病防治法》规定，任何单位和个人不得歧视传染病患者、病原携带者和疑似传染病患者。2005 年 8 月，全国人大常委会批准了国际劳工组织核心条约——《反就业职业歧视公约》；2006 年的《艾滋病防治条例》规定：任何单位和个人不得歧视 HIV 感染者、艾滋病患者及其家属。HIV

感染者、艾滋病患者及其家属享有的婚姻、就业、入学等合法权益受法律保护。如果护士将上述信息解读给赵先生，相信赵先生一定可以根据自身实际情况做出合理选择。

对于赵先生来讲，他觉得在这个时候，说谎是美德，可以避免家人承受不应该有的痛苦。对于赵先生想要对家人隐瞒病情的问题，这也涉及了患者隐私，作为医务人员，对患者的隐私有保护责任，未经患者许可，护士小李不能私下告知患者家属患者的病情。尊重患者的隐私，保障其隐私权，对建立和谐的医患关系有十分重要的意义，它也反映出社会的文明程度。传染病的流行，除了对患者本身造成伤害外，还在于其对大众和社会的传染性。许多传染病患者因此担忧预后状况，更担心受到歧视和不公正待遇，所以传染病患者的隐私保护更是受到重视。医务人员应该保护患者隐私，不应将传染患者的信息泄露给无关人士，但对于危害公共健康的传染病，传染病患者的隐私保护是伦理难题。一般而言，患者如果觉得某些信息对于自己来说是隐私，他有权拒绝向医师告知，而医师在没有得到患者许可的情况下，也无权泄漏包括病情在内的患者的任何信息。但是，如果患者被确诊为法定的相关传染病患者或疑似病例，对其信息就不可能完全遮蔽。患者应尽可能清楚地向医师报告自己在近期的行踪及所接触的人员，医务人员又需按照《中华人民共和国传染病防治法》报告传染疫情，从而有利于采取切实有效的预防和控制措施，避免疫情进一步扩大，使他人及社会免遭更大的危害。这是对患者负责，也是对社会负责。

对于赵先生的病情，医务人员应该按照卫生防疫规定的时间要求向有关部门报告，不得有隐瞒、漏报、谎报，任何授意隐瞒、谎报疫情都是不允许的。但是对于赵先生向自己家人隐瞒的事实，护士不应主动、私自与其家属沟通。

知识拓展

《艾滋病防治条例》的修订

《艾滋病防治条例》是为预防、控制艾滋病的发生与流行，保障人体健康和公共卫生，根据传染病防治法制定的行政法规。2006 年 1 月 18 日经国务院第 122 次常务会议通过。由国务院于 2006 年 1 月 29 日发布，自 2006 年 3 月 1 日起施行。2019 年 3 月 2 日，国务院颁布并实施第 709 号国务院令，"国务院关于修改部分行政法规的决定"中关于此次《艾滋病防治条例》的修改描述为：

第十四条第一款中的"人口和计划生育主管部门"修改为"卫生主管部门"。

第二十八条修改为："县级以上人民政府卫生、市场监督管理、药品监督管理、广播电视等部门应当组织推广使用安全套，建立和完善安全套供应网络。"

第三十七条修改为："进口人体血液制品，应当依照药品管理法的规定，经国务院药品监督管理部门批准，取得进口药品注册证书。"

　　禁止进出口用于临床医疗的人体血液、血浆、组织、器官、细胞、骨髓等。但是，出于人道主义、救死扶伤目的，可以进出口临床急需、捐献配型的特殊血型血液、骨髓造血干细胞、外周血造血干细胞、脐带血造血干细胞，由中国红十字会总会办理出入境手续；具体办法由国务院卫生主管部门会同国家出入境检验检疫机构制定。

　　依照前款规定进出口的特殊血型血液、骨髓造血干细胞、外周血造血干细胞、脐带血造血干细胞，应当依照国境卫生检疫法律、行政法规的有关规定，接受出入境检验检疫机构的检疫。未经检疫或者检疫不合格的，不得进出口。

　　第五十九条第一款修改为："对不符合本条例第三十七条第二款规定进出口的人体血液、血浆、组织、器官、细胞、骨髓等，进出口口岸出入境检验检疫机构应当禁止出入境或者监督销毁。提供、使用未经出入境检验检疫机构检疫的进口人体血液、血浆、组织、器官、细胞、骨髓等的，由县级以上人民政府卫生主管部门没收违法物品以及违法所得，并处违法物品货值金额 3 倍以上 5 倍以下的罚款；对负有责任的主管人员和其他直接责任人员由其所在单位或者上级主管部门依法给予处分。"

拓展阅读

高耀洁，2005. 中国艾滋病调查［M］.桂林：广西师范大学出版社.

（秦秀芳）

五、精神疾病患者的护理伦理

案例情景 1

　　患者王女士，农村妇女，54 岁，已婚，育有一子一女。王女士在子女都成家立业后进城独立生活，之后生活习惯改变，没有再需操劳的事，导致精神空虚下来，1 年前王女士发现丈夫出轨，之后虽改正，但夫妻间经常旧事重提，因为对于出轨一事王女士总是耿耿于怀，这次因一些鸡毛蒜皮的小事发生争吵，与丈夫大打出手，最后不得不报警收场，引得周围邻居围观。王女士认为这件事让自己在邻居面前很丢脸，回家后喝农药自杀，被家人发现送到医院急诊室进行抢救并脱离生命危险。在医务人员劝导下王女士情绪稳定出院，同时医务人员注意保护患者的隐私，避免对患者及其家属造成不良影响。

　　但是出院没多久，王女士出现失眠、情绪低落、食欲缺乏、日渐消瘦，时常流露出自己"没脸见人""活着没意思""想死"的念头，有几次情绪激动，甚至做出自残的行为，被丈夫发现及时制止。但此后王女士自残行为次数逐渐增多，丈夫难以忍受并严重影响到夫妻关系，2 个月后子女发现王女士有自杀倾向时想带患者到医院就诊，但患者拒绝就医，在子女强制下，患者去了医院，主治医师对患者进行检查后，排除身体器质性病变，后对王女士进行焦虑、抑郁量表测试，测试结果显示王女士存在严重抑郁和焦虑，结合其出现的症状和自残行为考虑为抑郁症，精神科医师会诊后确诊并给予治疗，由于子女对精神疾病存在顾虑，一下子不能接受这个现实，经过精神科医师详细解释疾病情况及治疗的重要性和必要性后，子女才表示理解和配合并共同制订治疗方案。

案例思考

1. 当诊治到王女士这种特殊背景下的患者时，医务人员应该怎样做，为什么？

2. 当患者拒绝就医情况下，子女是否可以强制带患者就医？医务人员该如何做？

3. 当子女不接受现实情况时如何与其沟通？

案例解析

1. 重视、珍视生命的生命神圣论从道德角度强化"救死扶伤"的医学宗旨，挽救人的生命成为医护职业的崇高职责，案例中王女士由于与其丈夫有过节而发生服毒自杀行为，医护人员积极给予治疗，同时本着保密原则，在治疗中尊重、关心、爱护患者，保护患者的隐私，不随意传播患者的信息和病情，避免对患者及其家属造成不良影响。

2. 精神疾病患者，严重抑郁症患者，有自杀企图者导致意识改变、行为能力下降者，因各种原因对自己的生命权、健康权等无法进行自我保护时，其拒绝治疗权应该受到限制，故王女士的子女出于保护母亲的生命健康可以强制带其去医院就医。子女最好先劝说，取得患者配合为佳，如患者实在无法沟通，则从最优化原则出发子女未得到母亲同意下就强制带其到医院就医也是必要的。

3. 当患者再次入院治疗时候，明确诊断严重抑郁症，需要精神科治疗，但子女因传统观念上对精神疾病产生顾虑，故一下子不能接受现实，在这种情况下，医务人员必须遵守知情同意原则，向家属详细说明病情信息、告知预后情况、提供各种实际上可能给予的医疗方案，解释清楚各种治疗方案的重要性、必要性、可知后果及可能发生的情况，同时患者、家属和医务人员要达成在患者利益最大化及双方可操作上的一致性，即取得理解和配合，共同制订治疗方案，并建议子女在患者治疗期间多陪伴多沟通，这对促进患者康复具有很好的作用，这也是符合患者及其家属共同参与患者安全的医疗目标。

知识拓展

抑郁症作为一种隐形杀手，已被世界卫生组织列为精神疾病疑难杂症之一。具体来说，是由于心理失衡引起的大脑神经系统发生的生理躯体病变，由于治愈难度大，被人们公认为心理上的癌症，已超出了心理领域，心理学称为变态心理，即心理异常，由异常心理转化为生物脑功能损伤，一般情况下要用药物治疗的。有些脑损伤患者，由于外伤也出现类似于抑郁症的表现，是外力的破坏性直接作用使某种脑神经递质缺损导致的。

抑郁症正如人们所说的心理癌症那么可怕吗？不是的。现在部分重度抑郁症患者被治愈已慢慢引起人们的关注，像作家张德芬曾患有抑郁症，通过写作使心灵成长，并写成了《遇见未知的自己》，最终在自己的不断努力下，重新建构了自己，回归本来的自己，将迷失的自己找回来，这是一种何等的艰难与抉择啊！张宁是抑郁躁狂双相情感障碍患者，在服药 18 天时，病情出现转机，对家里窗台上的小木方能调出一面，第二天又调出一面，之后能选自己想吃的食物，慢慢地对人对事物有了感情，并回归到了正常的生活中。要知道双相情感障碍治愈率仅 1%，而这正好在张宁的身上实现了。

事实证明，只要正确治疗，合理用药，辅以心理咨询或心理疗愈，患者积极配合，抑郁症是可以达到治疗的预期目标。但是，这个过程是漫长的，抑郁症如其他慢性病一样会不间断地复发。另外，用药的时效性与剂量的多少，患者自身的意志力强弱等，诸多因素都影响着患者的治疗效果。

被治愈的患者，这样描述抑郁症曾给自己带来的痛苦：如钢针扎心的痛，又如毒蛇缠绕窒息般难受，多次想利用自伤、自杀等方式来解除痛苦。由此可见，世人的偏见和不理解，甚至于不尊重，在某种程度上会加剧患者病情。我们从治愈的患者身上，体察他们与病魔抗争的艰难历程，在佩服他们治愈病痛的勇气的同时，归结出以下 4 点治疗抑郁症的经验。

1. 抑郁症患者的家属、亲人、朋友、同事，对抑郁症患者要投以爱心，多陪护，随时注意异常现象，早发现早治疗，给予积极帮助，寻求正确的治疗方法。同时，争取心理咨询师的疏导，打开其心结，帮助患者增强信心，提升认知能力，打破其心理无序状态，通过自身努力，慢慢调理情绪，该释放的情绪要释放出来。

2. 治愈抑郁症患者的同时，实际也是治愈家庭其他成员的心理问题的过程。这也是很多抑郁症患者很难被治愈的根本原因。有时候，父母的教育方式和不良情绪会导致子女患抑郁症。由于时代不同，子女与父母经历的人生过程不同，而父母却一直按着上一代的教育模式，用打骂等方式教育子女，最后引发子女的抑郁症。只有改变家庭交往模式，给患者正确的爱，才能令其慢慢走出泥淖。

3. 抑郁症患者要学会通过向他人寻求帮助，借助外力走出困境，修复自我，重塑自我。接受心理师的催眠引导、冥想、呼吸放松等治疗与疏导。平时，多看励志书籍、心理书籍，通过写日记、写文章倾诉郁结的愤懑，释放负性情绪。

4. 全社会关注。注意身边的抑郁症患者或疑似抑郁症患者，留意其举动言行，但应摆正态度，如同看待感冒患者般去看待抑郁症患者。如果发现，应协助其家属去医院治疗，找专业人员治疗。

以上几点，是从治愈抑郁症的成功案例中获取的经验，以帮助患者从中汲取力量。关注抑郁症患者，以正确的态度看待他们，以爱的仁慈感化他们，让他们在人们的体谅与关照下，心理创伤慢慢愈合。

拓展阅读

考恩，2015.我战胜了抑郁症：九个抑郁症患者真实感人的自愈故事［M］.凌春秀，译.北京：人民邮电出版社.

案例情景 2

患者张女士，62 岁，尿毒症。家属发现其在家中卫生间里面昏迷不醒，立即将其送到医院。入急诊查体，患者神志不清，呼吸微弱，对光反应迟钝。询问家属后得知，其丈夫过世多年，患者患有精神分裂症 20 年，平时和儿子一家生活，此次服用大量地西泮导致药物过量，经过洗胃、药物、连续性肾脏替代治疗（CRRT）等一系列治疗，患者神志转清，为了巩固抢救效果，住院进一步治疗。

医务人员发现患者住院后比较排斥家人对其进行照顾，尤其是一直照顾患者的儿子，因此主治医生建议张女士的儿子暂时回避。患者儿子一开始十分不能理解，医生将患者情况详尽告知，患者处于尿毒症晚期，深受病痛折磨，除了身体上的不适以外，觉得对家人也是一种沉重的负担，再加上患者本来就有精神分裂症，建议家属在住院期间请护工给予照顾，方便患者治疗和休养，以降低其抵触心理。

在家属离开以后，主治医师尝试与张女士进行沟通。开始数天，张女士一直不说话，护士每天对她细心呵护，认真做好每一次护理操作，有空的时候医务人员会主动与患者聊天，叙家常，渐渐地患者感受到医务人员的关怀和温暖，从而慢慢打开心扉。原来患者自从患病以来，儿子一家一直细心地照顾自己，但是尿毒症带来的痛苦太大了，每天承受病痛的折磨，就越来越觉得自己活着不如死去。家人的照顾令她觉得自己是在拖累儿子一家，他们每天工作都那么辛苦，回来还要照顾自己，张女士心里十分过意不去。她心里一直这么想着，时间长了便影响睡眠，精神也越来越差，最后决定一死了之。在整个叙述过程中，张女士一直默默流泪，门外的家属觉得没能照顾好母亲也是非常痛苦。主治医生不断劝解患者，告诉她，她的儿子一家每天照顾她并不觉得她是累赘，反而是希望患者能够坚强起来，扛过病痛，拥有美好的生活。医生也与家属进行了沟通，将张女士的想法告诉家属，指出是不是他们在照顾张女士的时候有一些不耐烦的举动，导致她认为他们不想照顾，所以才产生自杀想法。医生强调要家属注意张女士的身心健康，对其进行鼓励，使她能够有更加坚定的意志对抗病魔。患者住院期间，医务人员还邀请几位同样患有尿毒症、具有开朗性格的患者与其聊天。经过治疗和多次沟通，张女士渐渐开朗起来，没有了想自杀的念头，并积极配合治疗，与儿子一家的关系也明显好转。

案例思考

1. 对于尿毒症晚期合并精神分裂症患者服药自杀情况下，医务人员为何积极救治？

2. 如何维护精神分裂症患者的权利？

3. 如何缓解患者与其家属之间的矛盾？

案例解析

1. 尊重人的生命，人的生命及其价值至高无上，故当生命受到威胁时，生命救治优先，在医疗实践中坚持生命价值最高原则，也是医疗活动最基本的出发点，这就是遵从"生命价值原则"，所以当尿毒症晚期合并精神分裂症患者服用药物自杀的情况下，医务人员给予积极救治。

2. 精神疾病患者属于弱势人群，由于疾病的原因常常出现异常的言行，遭到他人的不理解、歧视和欺凌，他们作为一个独立的生命个体，尽管没有能力去真正独立地行使其各种权利，但仍有其人格尊严，享有权利，医务人员应端正态度，真正将精神疾病患者作为"人"来看待，理解他们的异常表现，谅解他们的病态行为，不嫌弃、不嘲笑、不辱骂或不惩罚患者，应尊重患者，在其有部分行为能力时，要听取他们的意见，成为患者权利的维护者。医务人员要严格遵守职业道德，为患者保守秘密，避免向无关人员泄露患者隐私。患者有情感障碍，情绪不稳定，医务人员亲切的态度、良好的语言沟通和鼓励性的心理暗示可以帮助患者树立战胜疾病的信心，加速其病情的好转。还要将心理护理贯穿于护理全过程，取得患者的信赖，让患者打开心扉，从而了解到患者心结，并帮助其打开，使患者处于最佳的休养状态。

3. 尊重患者和家属知情同意权，让患者和家属共同参与到患者自身的医疗和护理实践，同时让他们了解更多的信息，建立良好医-护-患关系，帮助和鼓励患者充分表达自己的真实意愿和选择恰当的诊疗方案，从而共同探讨有利于疾病和康复的方案，家属的强大支持和积极配合对精神疾病患者的治疗非常重要。

知识拓展

如何帮助精神分裂症患者回归社会?

精神分裂症患者的治疗和康复并非易事,那么如何能通过日常的训练让其更好地回归社会?我们将从日常的生活技能、社会人际交往和职业技能三个方面入手,希望能帮助精神分裂症患者早日回归社会。

1.日常的生活技能训练

(1)个人卫生:患者的社会康复能力差,生活懒散,不好动。这时,家属应鼓励其积极进行技能训练,从简单到复杂,循序渐进,启发其主动性,做一些力所能及的家务,积极参加一些健身运动及社会公益活动,合理安排生活,保持心情舒畅,学会自我解脱,体现自我能力。培养患者的卫生、衣着等活动,坚持每天手把手督促教导训练,可以结合奖励刺激,这种训练要持之以恒,一旦放松,可能就会恢复原状。

(2)饮食:在饮食上应该控制患者的食量不让患者暴饮暴食,如患者不进食应该积极地督促患者进食。注意营养的搭配,不要让患者喝浓茶、咖啡、饮酒、吸烟。有便秘的患者可嘱其适量进食香蕉、蜂蜜。患者吞咽困难时应该劝慰患者缓慢进食。

(3)睡眠护理:家属应该教育和督促患者养成良好的睡眠习惯,为患者定制良好的作息时间表,要保证患者的睡眠时间,并为患者营造良好的休息环境。

睡觉之前不让患者饮用兴奋性饮料茶、咖啡。入睡困难的患者可以适当做一些松弛性训练。

2.做好患者的社会人际交往关系训练　让患者具有正常的人际交往能力,减少病耻感。千万不能整天让患者待在家里,不与人交往,那样的结局是患者社会功能明显下降,不能正常工作、学习、生活,甚至会加重患者的病情。

帮助患者制订切合实际的目标,尊重患者的人格,鼓励患者增加人际交往、提高社交能力要根据患者的实际情况明确生活的目的,鼓励患者参加适当的社会活动,帮助恢复其兴趣和爱好,让患者在活动中获得快乐体现自我价值,从而提高人际交往和社会适应的能力。

可以从一些简单的训练入手,可以教患者如何和身边的人交流,如何和身边的朋友一起逛街、吃饭、看电影等。通过这些简单的人际交往一步步地提高社交技能,同时制订下一个阶段的训练目标。

3.做好患者的职业技能训练　让患者具备日常生活谋生的能力,主要包括学习和职业技能训练。

(1)学习技能训练:要训练患者做事情要有时间的概念,可以按时上课学习或者是按时上下班等。让患者在学习的时候要坐得住,要多实践,培养患者的信心，做这一步一定要有耐心不可操之过急，当患者有了一点儿进步都要给予其肯定和表扬。

（2）职业技能训练：要根据患者的个人能力、兴趣爱好，针对个体要给予患者训练和有效的指导。

拓展阅读

托里，2018. 精神分裂症：你和你家人需要知道的［M］. 陈建，译. 重庆：重庆大学出版社.

（江 萍 范 群）

第三章 生命的衰弱与临终

第一节 老年患者的护理伦理

案例情景 1

患者李女士，76 岁。丧偶，育有 2 女，平日独住，女儿每周末过去看望一次。因近 2 周患者女儿发现母亲记不得电话号码，不会主动洗漱，为求进一步诊治来院就诊。李阿姨退休前是小学教师，性格开朗，兴趣爱好广泛，喜欢打乒乓球，5 年前丈夫过世，与同样喜欢打乒乓球的付先生成了男女朋友，3 个月前两人因某事意见不合而分手，之后李阿姨总是闷闷不乐，郁郁寡欢，不善言辞，总觉得别人在看她笑话，自尊心受到很大打击，很少出门，女儿开导也不见效。之后家属发现李阿姨最近老是找东西，有时明明拿在手里，还在不停地找，女儿刚开始以为老年人记忆力下降是正常衰老的表现，不以为然，直到她出现行为异常：之前爱整洁的她，竟然不会主动洗漱，睡觉前也不洗脚了，连手机也不会解锁了，这才带其到医院就诊。医生诊断为"阿尔茨海默病"（又称老年性痴呆），阿尔茨海默病的认知功能衰退是不可逆的，所以目前还没有有效逆转认知功能损伤的药物，就目前来说，阿尔茨海默病的治疗原则主要以护理为主。医生向患者及家属介绍了疾病的基本知识及患者的病情，老人家一时不能接受，还在执拗地认为是自己年纪大了，记忆力不好，是正常的。两位女儿虽然能理解些，但也不知道到底该怎么办，母亲的照顾问题成了她们两个的痛点。大女儿虽已退休，但住得远些，自己身体也不是很好，况且还有儿孙要照顾，还要为子女做饭；小女儿还在上班，平日没有时间照顾，母亲的这种状况只会越来越差，她们不知道该怎么办。

案例思考

1. 对于李阿姨的这种情况，接下来怎样的照护会让她觉得更有尊严？

2. 由于阿尔茨海默病的特殊性，加大了护患沟通的难度，无法准确得知患者的需求，此时我们应该怎么才能延缓患者的病情？

案例解析

1. 从案例中我们看到，李阿姨的两位女儿都存在照护困难的问题，于是由谁来照顾首先成了她们的问题。家庭照护与机构照护之间她们纠结了很久，家庭照护会让患者更能接近她原先的生活状态，享受亲人的爱与无微不至的关怀，但家人缺乏照护经验；养老机构虽有一定的照护经验，但是缺乏个体化的照护，相对家庭照护少了点爱与支持。权衡利弊之后，最终，她们决定由小女儿早退休 1 年，将李阿姨接到她家住，由她负责主要的照护。照护者确定下来了，可是如何照护又成了她们的难点。李阿姨是个知识分子，自尊心极强，她认为，老年性痴呆就是任人摆布，没有尊严可言。生命对于她而言，不在乎长短，只在乎质量与价值，她不想拖累两个女儿。而女儿却想要更长久地陪伴母亲，希望她能长命百岁。

这就引出了关于生命的话题，生命论是关于生命的本质和意义的理论，随着社会和医学的不断进步，人们对生命有着不同的认识和看法。生命神圣论、生命质量论、生命价值论这 3 种观点代表了不同时代人们对生命所持的价值观念。这 3 种对生命认识的观点在吸取合理、有价值的因素的基础上有机统一。生命之所以神圣就在于生命是有质量、有价值的，具有质量与价值的生命才是生命神圣的最根本的内容。人固有一死，或重如泰山，或轻如鸿毛。"不苟活"与"好死不如赖活"似乎都不矛盾。像李阿姨这样的患者，医护人员建议，基于目前李阿姨尚存在较好的决策能力，在照护问题上，我们应该充分尊重患者本人的意愿，及时协助患者制订并记录今后的生活计划，让他们用自己喜欢的方式度过余生，在有限的生命中，更有质量有价值地活着，充分体现生命的神圣。预立医疗照护计划可以让患者自行选择将来的治疗意愿，这样既保障了患者的自主权，同时又提升了生命的质量与价值，在中国台湾、中国香港地区已得到了广泛开展。

预立医疗照护计划（advance care planning，ACP）是支持任何年龄或健康阶段的成年人了解并分享他们的个人价值观、人生目标和未来医疗照护意愿的过程。其目标是帮助并确保人们在疾病终末期或慢性疾病期间接受符合其价值观、目标和意愿的医疗照护。晚期阿尔茨海默病患者不仅会逐渐丧失自我意识和决策能力，而且还有多种危及患者生命的并发症存在，肺炎、发热和进食问题是晚期阿尔茨海默病患者的常见并发症，这些并发症直接影响患者的生活质量，并与 6 个月的高死亡率直接相关。面临无意义地反复再次入院、过度医疗和不理想的姑息治疗，只会加重患者的痛苦，降低其生活质量。此时的治疗手段应该逐渐向姑息治疗目标过渡，提高患者的生存质量，保留其人生尊严。ACP 是良好的姑息治疗的重要组成部分，在轻度阿尔茨海默病期进行积极的 ACP 沟通可改善阿尔茨海默病患者的整体护理水平，确保患者在整个疾病过程中保留自主权，接受符合自己价值观和意愿的治疗手段，从而提高患者的生存质量及临终关怀质量。

2. 随着病程的不断进展，尤其是阿尔茨海默病后期，认知功能极度衰退，不认识家人、随地大小便、误吸、烫伤、跌倒、走失，以及幻觉、猜疑、易激惹、攻击、冲动、失眠等精神行为问题处置不当极易发生伤人或自伤的严重后果。阿尔茨海默病患者中后期，在生理上只能依靠照护者无微不至的观察与护理，心理上还承受着被他人埋怨、不被理解、迷茫等痛苦，再加上阿尔茨海默病的特殊性，加大了就医诊疗及护患沟通的难度，导致医护人员无法准确得知患者的心理需求。阿尔茨海默病是一种逐渐退化、不可治愈的疾病，大多数患者的最终命运：由于思维的极度混乱和退化，患者最后不得不等待死神的降临，是让患者等待命运的判决还是直面病魔？是躲进自己的世界缅怀过去还是从容面对新的生活？对患者和照护者来说，都是不小的挑战。对于阿尔茨海默病患者来说，没有什么比看到生命的意义更能稳定他们的病情。虽然我国针对阿尔茨海默病患者的研究起步较晚，在人文关怀方面的研究也还远远不够，但是我们仍然应该在老年人生理及心理上给予照护与关爱，以提升患者的生活质量，为构建和谐的家庭及社会做应有的贡献。首先，要给予患者及照护者更多的心理支持，为阿尔茨海默病患者提供宽容、友善的环境，使阿尔茨海默病患者能够被人善待和接受。其次，加强对照护者照护技能的指导及培训，使患者在居家环境中也能得到更专业、系统的护理。再则，通过媒体、宣传海报、科普教育等方式对大众进行相关知识的教育及引导，让他们对疾病有正确的认识及预防保健，提高共鸣。此外，针对阿尔茨海默病患者的照护者，应该给予心理咨询，减轻照护者的压力，以便其更好地为患者提供照护，有利于患者的病情发展。

知识拓展

医养结合——构建阿尔茨海默病的社会服务体系

阿尔茨海默病又称为原发性老年痴呆症，是一种起病隐匿的进行性神经系统退行性疾病。该病致病原因目前尚不清晰，患者的主要病理改变是：大脑某些脑区发生严重的具有神经毒性的淀粉样蛋白沉积和神经纤维丝聚集，导致神经元细胞功能丧失和数量减少。阿尔茨海默病是继心脑血管病和肿瘤之后，威胁老年人健康的又一重要疾病，也是老龄化社会面临的一大挑战。据国际阿尔茨海默病协会官网正式发布的《2018 年世界阿尔茨海默病报告》——2018 年，全球共有 5 亿人罹患阿尔茨海默病，这个数据预计将于 2030 年达到 8.2 亿，于 2050 年达到 15.2 亿；此外，2018 年全球在阿尔茨海默病上的耗费达到 1 万亿美元，预计将于 2030 年达到 2 万亿美元，值得一提的是，2017 年全年 GDP 总量居世界第一的美国为 19.55 万亿美元。《2018 年世界阿尔茨海默病报告》同时指出，如今，阿尔茨海默病已然成为全球第 7 大致命疾病。

据《2013 中美合作认知障碍流行病学研究》，中国 65 岁以上老人中，3100 万人患有轻度认知损害，900 万人患有认知症（阿尔茨海默病是认知症中占比最高的一种）。《全球养老调查》则显示，上海的阿尔茨海默病患者数量已超过 25 万人，并且以每年 1 万人的速度增加。

无论在全球范围内，还是在中国抑或上海，阿尔茨海默病都已成为需要全社会共同关注并重视的疾病。医养结合形成合力，医养结合是社会应对阿尔茨海默病的最有效方式之一，即医疗资源与养老资源相结合，实现社会资源利用的最大化。

2016 年 4 月 8 日，民政部、国家卫计委（现国家卫生健康委员会）联合发文《关于做好医养结合服务机构许可工作的通知》；2016 年 4 月 11 日，国家卫计委、民政部公布《医养结合工作重点任务分工方案》，未来医养结合将逐步落地，明确"医"是基础，"养"是核心。在上海基层层面，也有大量的工作正在进行中。2018 年上海市民政局官网发布《认知症照护床位设置工作方案（试行）》，2018 年上海各区改建认知症照护床位不低于 50 张，全市总数不低于 1000 张，但与全市认知症患者数据相比，这才只是开始。自 2018 年 1 月 1 日起，上海已经在全市开展长期护理保险试点工作，年满 60 周岁的职工医保或居民医保参保人员可自愿申请老年照护统一需求评估，评估等级为 2～6 级的失能老人由定点护理服务机构为其提供相应的护理服务并按规定结算护理费用，护理服务可分为社区居家照护、养老机构照护、住院医疗护理等三类。

长期护理险未来将成为与现行"五险"并行的重要"一险"，对于罹患阿尔茨海默病等认知障碍的老年家庭有非常重要的意义。

拓展阅读

温诺克，2011. 最后，才知道该如何爱你［M］. 辛良生，译. 南宁：广西科学技术出版社.

案例情景 2

李奶奶因在田边种地时不慎绊倒导致股骨颈骨折来院急诊，接诊护士埋怨家属这么大年纪了还让老人下地，本可以避免此事发生，如今却造成老人的痛苦，实属不孝。家属心里也是有苦难说。

几年前老奶奶唯一的儿子因意外事故去世，随后儿媳因思念成疾也撒手人寰，老伴儿年事已高因病去世，留下年迈的李奶奶待在乡下独自一人生活。孙辈们想接奶奶去城里住，让她安度晚年，可是老人始终没有答应，非要守着这块她生活了一辈子的土地。老人家勤劳了一辈子，尽管年事已高，但身体还算硬朗，喜欢自己种地，自给自足，无论小辈怎么劝阻都无效。孙辈周末回来，老人家还要让她们带回去自己种的无公害瓜果蔬菜。在这个带着无限温暖回忆的地方，而且有熟知的街坊邻居相伴，老人家过得很知足，如今她因为雨后地滑，一不小心，造成骨折，让她痛苦万分，自责不已，怪自己给孩子们添麻烦，孩子们也因为觉得自己没有替父尽孝将奶奶守护在身边而深深自责。还好有惊无险，不久，李奶奶便出院了，但还是需要卧床休息。孙辈们白天要工作，不能 24 小时照护老人，想送老人到养老机构托付照顾，可是李奶奶却陷入无限的沉思之中。

案例思考

1. 接诊护士应不应该埋怨家属没有照顾好老人？为什么？

2. 作为家属，我们是不顾老人的内心，以"安全"的名义将她送去养老机构还是遵从老人的心愿让她回到她所热爱的土地？

案例解析

1. 该案例中接诊护士不该埋怨家属。首先，是老人自己不同意让孙辈接去城里住，执意要留在乡下种地而不小心绊倒导致的骨折，留在乡下是老人自己的意愿，并不是家属不孝，家属也有自己的工作和生活，不可能时时刻刻看护老人，老人年纪大了发生意外也是常见的，这种埋怨会让家属有苦说不出。其次，护士在没有搞清楚真实情况的状况下就指责家属，这违反了护理道德。护理道德一般是指护理人员在履行自己职责的过程中，调整个人与他人，个人与社会之间关系的行为准则和规范的总和。护士道德要求护士爱患者，关爱人的生命，尊重人的人格，把患者看作自己的父母兄弟姐妹一样。护理工作的质量考核内容道德比重应占很重要的位置，护理质量的优劣以个人有德或无德来评价。护士的护理道德好坏，直接影响着患者的生命，牵涉到千家万户的悲欢离合和社会影响，护理质量的优劣与医疗质量的高低有着极其密切的关系。抢救患者的生命是护士的天职，帮助患者解决困难和对其生活上的照顾是护士的责任，应以保持健康、消除疾病为目的建立起医患关系。因此，护士应严格遵守职业道德，案例中护士可以在了解情况后提醒家属多陪伴老人，而不应一味地指责家属。

2. 从案例中我们看到，李奶奶虽然年事已高，但还是能独立自主的生活，做自己喜欢的事情，不给孩子们添麻烦，这是孩子们的福气。可如今她的身体活动受限，已不能独立生活让她感到很难过。是接受孩子们的"孝心"进养老机构终老还是坚持自己的内心回到老宅养老，让她很难抉择。

获益和自主是医学伦理的两大核心原则。在许多情景下，这两大原则可能是相互冲突的。这一困境常出现在老年患者的照护过程中，他们面临着疾病对身体功能的影响日益加重。老人可能将自己置于易受伤害的境地，他们哀叹失去了自己珍视的东西，包括健壮的身体、健康或者熟悉的同龄人的陪伴，抑或是熟悉的环境，美好的回忆等。然而，这些老人有一个共同点，就是渴望保留选择怎样度过余生的权力。

作为小辈，也许我们只关注了老人的生理需求，而往往忽视了其作为一个完整的人，他们的心理需求也同样重要。李奶奶念旧，她舍不得这片有儿子有老伴曾经一起生活过的地方，舍不得昔日一起劳作的乡邻乡亲，舍不得她亲手种的瓜果蔬菜，舍不得这片给她无限美好，让她心安、让她骄傲的生她养她的土地……如果我们借着"孝心"，出于"安全"将老人送入养老机构，就一定能让老人安全，能让老人安心度过晚年吗？养老机构的环境老人能适应吗？养老机构的饮食、作息、活动、集中照护的模式……老人能满意吗？

老人的身体安全确实很重要，但是心理安全建设更为重要。有研究表明，养老机构的老年患者抑郁发生率达 40%。像李奶奶这样不情愿去养老机构的老人，从内心是排斥养老机构的，她不需要养老机构对她无微不至的生活上的关心，她更需要的是来自故乡的亲切感和往日时光这个强大的"定心丸"。或许，我们除了关注安全——马斯洛需求层次理论的底层外，也应该将眼光放到更高的层次，理解老人对自由和自我实现的追求。

知识拓展

养老保险之法律篇

1. 《宪法》有关规定。《宪法》第四十五条第一款规定：中华人民共和国公民在年老、疾病或者丧失劳动能力的情况下，有从国家和社会获得物质帮助的权利。国家发展公民享受这些权利所需要的社会保险、社会救济和医疗卫生事业。这一规定赋予了中国公民社会保障的基本权利，即获得物质帮助的权利。宪法赋予社会保障权的对象是中华人民共和国全体公民，农民自然也包括在内。这是农村社会养老保险法的最根本的渊源。

2. 相关法律、行政法规中的规定。到目前为止，我国还没有一部专门规范社会养老保险的立法，但其他一些法律对养老保险问题（包括农村社会养老保险问题）作了零散规定。例如，《中华人民共和国劳动法》第九章对劳动者的社会保险和福利做了专门规定，这里的"劳动者"当然包括乡镇企业及其他企业中的农民职工。再如我国《老年人权益保护法》第二十八条规定：国家通过基本养老保险制度保障老年人的基本生活。第三十三条进一步规定：农村可以将未承包的集体所有的部分土地、山林、水面、滩涂等作为养老基地，收益供老年人养老。

3. 行政法规和部委规章的规定。由于实施社会养老保险是国家和政府的行为。许多有关社会养老保险的具体规定都是通过行政法规和部委规章的颁发来实施的。前者如国务院 1999 年颁布的《社会保险费征缴暂行条例》等；后者如民政部 1992 年颁布的《县级农村社会养老保险基本方案》（下称《基本方案》），劳动部颁布的《乡镇企业职工养老保险办法》（1992 年），财政部与劳动和社会保障部联合颁发的《社会保险基金财务制度》（1999 年），劳动和社会保障部颁布的《社会保险基金行政监督办法》等。

4. 地方性法规、地方政府规章的规定。在规范农村社会养老保险的所有制度中，地方性法规和地方政府规章数量最多。例如，《北京市老年人权益保护条例》（北京市人大常委会 1995 年），《江苏省农村社会养老保险办法》（江苏省人民政府 1997 年）等。

拓展阅读

芥川龙之介，太宰治，幸田露伴，2015. 东京物语［M］.涂三月，薛子猫，潘晨婷，译. 北京：中国青年出版社.

（汤培凤）

第二节　临终患者的护理伦理

一、关于安宁疗护的伦理

案例情景 1

患者李女士，34 岁。6 个月前因"咳嗽、胸痛进行性加重"入院，经检查被确诊为晚期非小细胞型肺癌，原发灶在左肺，但已出现胸腔及其内壁多个淋巴结的转移，胸腔积液严重，无法进行手术。患者感到这个突如其来的诊断让她不知所措，她自认自己平时饮食健康，运动规律，家人都不吸烟，自己又这么年轻，儿子刚满 1 岁，为什么会得了肺癌？主治医生告诉她，目前有几个化疗方案可供选择，其中有一种药物为厄洛替尼，专门针对女性非吸烟肺癌患者体内常见的一种基因突变，85%的患者有效，这个信息无疑对晦暗恐怖的事实带来了一丝曙光。

李女士开始积极治疗，但可惜的是基因检测显示她的癌细胞里没有厄洛替尼针对的突变。于是，她又接受了另一种更标准的化疗方案（卡铂和紫杉醇），但是引发了几乎让人崩溃的过敏反应，而且 CT 扫描显示肺癌进一步扩散了，从左胸到右胸、肝脏、腹膜、脊柱都有了结节。这意味着化疗再一次宣告失败，而且这期间她还出现了肺栓塞，多次因为严重呼吸困难紧急入院，医生给她用过抗凝剂，还置入了永久性胸管，任何时候胸腔积液累积到呼吸困难，就扭开活塞进行引流。但是家人仍然怀着治愈的希望，他们认为李女士这么年轻，可能是还没有找到合适的化疗方法，所以一直以来都没有讨论过停止治疗的话题。

后来，李女士又进行了其他化疗方案，似乎逆转病程的可能越来越小，而她却变得越来越衰弱，多数时候她都在睡觉，伴随着呼吸急促、咯血、胸腔积液、腹腔积液、下肢肿胀，脑部 CT 扫描也显示有 9 个左右的转移性肿瘤病灶，她自己和家人都还处于战斗模式，甚至通过全脑放疗减少转移性癌细胞。此时，李女士体重降到了 37.5kg，又合并了严重肺炎，呼吸功能极度恶化，每吸一口气，身体都随之颤抖，医生判断她的生存期可能不超过 1 个月，家属接下来不知道该怎么做？

案例思考

1. 对于李女士目前这种状态，接下来什么样的医疗照护对她会有帮助？为什么？

2. 如果您是她的责任护士，你会如何与李女士及其家人沟通交流？通过沟通交流，你希望取得什么样的护理共识？

案例解析

1. 从李女士被确诊为"晚期肺癌"开始，她就经历了极其痛苦但却显效甚微的放化疗。每一次治疗失败、每一次症状加重、每一次病情恶化，都好似没有击败她和家人继续跟癌细胞抗争治疗的决心，反而让他们一直处于战斗模式，好像拼命在用现在"痛苦折磨"的时光换取未来"继续生存"的曙光，然而一切并不如愿，他们所做的一切都似乎被证明在"缩短""恶化"余下的时间，直到医生不得不告知"生存期可能不超过 1 个月"。此时，无论李女士和家人是否做好准备，都需要面对"癌症病程无法逆转，生命终点即将到来"的事实。

这就引出了一个艰难的问题：是继续努力医治，还是应该放弃治疗？世界卫生组织将所有的医疗手段分为四类：治愈性治疗、疾病控制、支持性治疗和缓和性治疗，这四种医疗手段都属于积极治疗。对于临终患者，放弃那些表面看似延长生命但却痛苦无比的治愈性和疾病控制治疗，如手术、化疗、放疗等，努力寻求支持性和缓和性治疗，缓解疼痛、呼吸困难等不适症状，加强与家人沟通，满足临终愿望，让余下生命变得完整时，"努力"与"放弃"两者之间似乎又并不矛盾。所以，接下来安宁疗护，可能是更适合李女士和家人的选择。

安宁疗护是为疾病终末期患者及其家属提供的一种生理、心理、社会等全面照护，以缓解病痛和提高生活质量为目的，让患者可以安宁地走过生命的最后阶段。传统意义上的疾病治疗与伦理意义上的安宁疗护之间的区别并不是简单积极治疗与无所作为的区别，更多的是优先顺序不同。如当患者刚确诊为癌症时，特别是早期癌症，手术、化疗、放疗等根治性治疗是优先选择，目的是消灭肿瘤、延长生命；但当治疗无效、症状加重、走向生命的终末期时，支持性的安宁疗护就变成优先选择；从这层意义来说，安宁疗护不仅仅是抗击痛苦，同时也展现了一种生命离世的伦理艺术。

2. 对于很多晚期癌症患者而言，即使他们明白自己得了不治之症，但是不一定愿意承认自己即将离开人世；又或者即使他们清楚知道自己即将离开人世，但是几乎都希望不要就这样死去。所以作为责任护士，我们希望通过与李女士及其家属沟通，让他们接受即将死亡且不可逆转的事实，进而帮助他们梳理出接下来的日子什么对他们来说是最重要的，让他们清楚该从为生存时间而努力转向争取她们所珍视的其他事物，如与家人在一起，为儿子录下未来想对他说的话，实现一些小愿望等。这种讨论被瑞典医生称为"断点讨论"（breakpoint discussion），其所需要的技术并不亚于做一次手术，包括一系列、很多次的谈话。

很多时候，我们认为这些谈话就是要跟患者讨论"要不要继续化疗""要不要接受安宁疗护服务"，然后着力陈述事实和选项，让他们做出理性选择，但实际上这并不是正确的"姿势"。其实，此时主要任务是帮助李女士及其家属应对各种汹涌而来的焦虑，如对治疗失败的焦虑，对死亡来临的焦虑，也可能包括对不能陪伴儿子成长的焦虑，对治疗费用的焦虑。一次谈话和沟通或许并不能涉及所有问题，因此接受死亡、清楚了解医学的局限性，这是一个过程，而不是一种顿悟。

这种沟通没有固定的办法可以引导绝症患者度过这个过程，但是有一些原则可以遵循：①既要表达，更要倾听。谈话不是决定他们需要 A 方案还是 B 方案，而是想努力了解在这种情况下，对他们来说什么最重要，这样就可以给他们提供信息和办法，使他们有最好的机会去实现自己的愿望。这个过程如果医护人员说话时间超过一半，显然说得太多，倾听不够。②注意谈话的用词，彰显同理心。比如，不要说："我很抱歉事情成了这个样子"，这样听起来好像置身事外，而应该说："我希望事情不是这个样子"；不要问："临死的时候，你有什么愿望？"，而应该问："如果时间不多了，对你来说最重要的是什么？"。③罗列出问题清单，反复慎重考虑问题的适宜性。比如他们觉得预后会怎么样？对于前景，他们有哪些担忧？他们愿意做出哪些取舍？如果健康状况继续恶化，他们希望怎样利用余下的时间？如果患者有一天无法做决定，希望由谁来做？④深知这样的谈话可能会让患者及其家人出现极其愤怒或茫然失措，医护人员要有耐心、爱心、同理心，在充分理解的基础上逐步取得信任，时间会让接受变得相对容易。

知识拓展

构建安宁疗护服务体系

我国将临终关怀、舒缓医疗、姑息治疗等统称为安宁疗护，是指为疾病终末期或老年患者在临终前提供身体、心理、精神等方面的照料和人文关怀等服务，控制痛苦和不适症状，提高生命质量，帮助患者舒适、安详、有尊严地离世。近年来，国家与地方的卫健委及相关部门积极推动，出台一系列政策文件，推动发展安宁疗护事业。

2012 年，上海市《政府工作报告》提出开展社区临终关怀的政府目标，市政府将开展居家和住院临终关怀工作列入实事项目着力推进并计划 2012 年当年完成全市 17 个区县 18 家试点任务，3 年时间内在全市社区卫生服务中心和医院开设临终关怀科，建立覆盖全市社区临终关怀网络。同年，上海市卫计委出台了《上海市社区卫生服务中心舒缓疗护（临终关怀）科基本标准》及《上海市社区居家舒缓疗护（临终关怀）服务指南（征求意见稿）》，可谓是我国明确实施安宁疗护的实践先锋。

2015 年 11 月，国务院办公厅转发的《关于推进医疗卫生与养老服务相结合的指导意见》中，明确提出建立健全医疗卫生机构与养老机构合作机制，整合医疗、康复、养老和护理资源，为老年人提供治疗期住院、康复期护理、稳定期生活照料以及临终关怀一体化的健康和养老服务。2016 年 12 月，国务院印发《"十三五"卫生与健康规划》（国发〔2016〕77 号），提出提高基层医疗卫生机构康复、护理床位占比，鼓励其根据服务需求增设老年养护、安宁疗护病床。2017 年 3 月，卫计委首次就老年健康问题制定国家级专项规划，联合 12 部门印发《"十三五"健康老龄化规划》，明确提出推动安宁疗护服务的发展。2017 年国家卫计委印发了《安宁疗护中心的基本标准（试行）》和《安宁疗护中心管理规范（试行）》、《安宁疗护实践指南（试行）》，明确了安宁疗护中心的准入标准、服务管理和操作规范，促进机构规范化建设；《医疗机构管理条例实施细则》在医疗机构类别中增加了"安宁疗护中心"，进一步加强安宁疗护机构管理。

同年，卫计委选取北京市海淀区、吉林省长春市、上海市普陀区、河南省洛阳市和四川省德阳市等部分有基础的地方启动安宁疗护试点工作，鼓励试点地区积极稳妥地推进安宁疗护工作，从建设服务体系、明确服务内容、建立工作机制、探索制度保障、加强队伍建设、研究制定标准规范、加强宣传教育等方面开展工作，逐步积累，不断完善，形成有价值、可借鉴、能推广的实践经验，探索建立符合我国国情的安宁疗护服务体系。

目前，医保支付安宁疗护（临终关怀）项目，且随着近期长期护理保险制度试点工作进入全面启动实施阶段，临终患者的基本生活照料和与基本生活密切相关的医疗护理将得到资金或服务保障，这将极大减轻其家庭的经济和事务性负担。

拓展阅读

葛文德，王一方，2015. 最好的告别：关于衰老与死亡，你必须知道的常识［M］. 彭小华，译. 杭州：浙江人民出版社.

案例情景 2

患者张先生，76 岁，患有慢性阻塞性肺疾病，双肺多发巨大肺泡，合并糖尿病和高血压。20 年间因"反复喘憋、肺部感染"曾多次住院。此前，张大爷明确向家属及医生表示"拒绝气管插管、气管切开、呼吸机辅助呼吸等有创且痛苦的抢救措施"。2016 年 3 月，张大爷再次因"慢性阻塞性肺疾病"急性加重入住当地一家三级医院呼吸科。住院第 3 天，患者突然出现意识模糊，呼吸衰竭，家属要求积极抢救，医生随之将其转入 ICU，给予气管插管、呼吸机辅助呼吸治疗。张大爷苏醒后，发现自己已经用上了多功能呼吸机，上颚、牙床被呼吸管硌得很痛。他想拔掉口中管子，无奈手脚都被捆绑在病床上。不仅如此，他身上还插着输液管、导尿管、鼻饲管、血液过滤管。

在 ICU 熬了 10 天，张大爷终于转入了普通病房，面对前来探视的儿女，恳求到："答应我，以后再有事，别再抢救我，别再让我进 ICU，别再给我插管了！"可儿女们为难地说："您活着，我们就有爸爸。我们不竭尽全力救您，会被其他人唾骂，而且治病活命，有痛苦咱忍受一点不行吗？"张大爷无奈地摇摇头，哀求着说："你们为什么不听我的话？我不想这么痛苦地活着！"

1 周之后，张大爷的病情再次恶化，痰栓堵塞气道，支气管痉挛引发致死性哮喘。经家属同意，他再次被送进 ICU，重新经历了一遍抢救的过程，数天之后，张大爷苏醒过来，眼角溢出浑浊的老泪。在老人看来，在 ICU 简直是活受罪，坚决不要再来这样的抢救，这一回，儿女们含着眼泪应允了父亲的请求。

1 个月后，处于肺心病晚期的张大爷再次急性发病，血氧饱和度将至 40% 以下，伴随严重心力衰竭、呼吸衰竭，命悬一线。当医护人员表示要上呼吸机时，儿女们冷静地说："不用了，我们尊重父亲的选择，他不想再受折磨。"医护人员严肃地问："你们确定这样做吗？"儿女们点头，泪光闪现。渐渐地，心电监护仪上的心跳变成了直线，张大爷双目微合，非常安详地离去。

案例思考

1. 该案例展现了哪些伦理困境？

2. 该案例中子女和医护人员最终的选择是否符合伦理学的原则？在此过程中，临床护士可以给予哪些指导和帮助？

案例解析

1. 面对临终的患者，是坚持继续抢救，靠各种仪器维持生命？还是尊重患者的意愿，让老人有尊严地死去？这无疑是一个艰难的伦理选择。该案例中张大爷处于肺心病晚期，曾明确表示放弃抢救，拒绝进入重症监护，拒绝气管插管的意愿，而且这一意愿是他在意识清楚的状态下表达的；这其实就涉及了安宁疗护领域中的一个概念——生前预嘱，即人们事先，也就是在健康或意识清楚时签署的，说明在不可治愈的伤病末期或临终时要或不要哪种医疗护理的指示文件。虽然张大爷的意愿未落实至书面文件形式，但也体现了与生前预嘱同样的伦理困境：①生命伦理困境，与传统生死观的冲突。中国传统文化对生死的认识主要是从生的角度来思考死亡。因此，对子女来说，容易忽视亲人临终时对死亡的感受；子女是否能理性地尊重亲人终末期的生命意愿，如"放弃抢救"，这其实都受到传统生死观的影响和束缚。②医学伦理困境，与传统医学观念的冲突。传统医学观念是"救死扶伤"，作为医者，不能放弃患者，需要尽最大能力去抢救患者。在这种观念下，张大爷"放弃抢救"的意愿就与医生的天职相冲突。③家庭伦理困境，孝亲文化的负面影响。"百善孝为先"，受传统孝亲文化的影响。为人子女面对即将离世的亲人很难做到"见死不救"，往往会倾其所有"帮助"亲人与死神斗争，却忽视了亲人在临终期的诉求及临终期生命质量的提升和死亡尊严的提升。该案例展现了安宁疗护中常见的伦理困境之一，患者、家属及医护人员需要充分权衡利与弊，做出对患者利益最大化、伤害最小的抉择。

2. 该案例中的子女们在最后陪护父亲的岁月中，逐渐转变生死观念，顺从了父亲放弃抢救的请求，医护人员也尊重患者及家属的意愿，最终让张大爷安详地、有尊严的离世。其选择及行为主要体现了伦理学的自主原则和不伤害原则。自主原则是指尊重患者的自主性、保证患者自己做主、理性地选择诊治决策的伦理原则；自主原则的实质是对患者自主知情、自主同意、自主选择等权利的尊重和维护。本案例中"放弃抢救"是张大爷在知晓自己病情且意识清楚情况下自主做出的"关于死亡"的选择，死亡的尊严与权力同生命权一样，是每个人应该享有的基本权力，尽管子女起初无法理解与认同，但最终遵循了父亲的意愿，医护人员也履行了患者和家属的决定，确保了张大爷的自主权。不伤害原则，是指医疗行为动机与效果都不应使者的身体、心理或精神受到伤害；但这不是一个绝对的原则，而是"权衡利弊"的原则，需要做出"利大于弊"或"两害相权取其轻"的选择。本案例中，多功能呼吸机可挽救张大爷生命，延长其死亡的过程；但将一根长约 30cm、直径约 1cm 的呼吸管插入气管，这让张大爷备受煎熬、生不如死，而且并不能改变临终的结局；所以对于张大爷而言，放弃抢救，减缓痛苦是在衡量医疗救护措施双重效应之后所选择的更"少害"更"有利"的决定，家属及医护人员最终的做法也体现了伦理学的"不伤害"原则。

作为临床护士，首先要充分尊重患者的自主权，树立"以人为本"全方位为患者服务的动机和意识；加强与医生的沟通，积极评估各项医疗护理措施，科学判断其可能给患者带来的各种影响；之后，持续与患者、家属沟通，帮助其在充分了解医疗护理措施"双重效应"的前提下，做出最佳选择；若患者与家属就临终生前预嘱意见相悖时，如患者事先提出放弃插管、呼吸机等救护措施，家属还要求抢救时，护士应从"自主原则"和"不伤害原则"两方面加强与家属的沟通，最大程度地维护患者的权益，将对其的伤害降到最低。

知识拓展

关于生前预嘱

哈姆雷特的老命题"活着还是死去，这是一个问题"，如今却成了全球性的新命题。2006年，罗点点和她的朋友成立了"选择与尊严网站"，提倡"尊严死"，希望人们在意识清醒时在网上签署"生前预嘱"（living will），即人们事先，也就是在健康或意识清楚时签署的，说明在不可治愈的伤病末期或临终时要或不要哪种医疗护理的指示文件。该网站提供可供想象和选择的死亡范本，这个范本称为"我的五个愿望"，具体如下：

（1）我要或不要什么医疗服务？

（2）我希望使用或不使用生命支持治疗？

（3）我希望别人怎样对待我？

（4）我想让家人和朋友知道什么？

（5）我希望谁帮助我？

这"我的五个愿望"是个非常好填写的、通过问答就能够表达清楚自己在临终时到底要或不要什么的一份文件，而且任何的生前预嘱都可以随时修改、随时更新、随时变更。

既然"生前预嘱"是人对自己生命尽头时要或不要哪种医疗照顾的决定和选择，那就牵涉到一个非常重要的问题：人应该有这种权利吗？

在中国，传统医德以仁为本。救人乃医者天职所在。医家很讲究在行医时独自做出关乎病家生死的决定，以免却别人难以取舍之苦。在这种家长式医患关系中，患者对医生高度信赖，他们认为医生理所当然会像家长一样为自己妥善安排。所以，一般人对医生既有"再生父母"的联想，也有"良医良相"的赞美，更有"医者近佛"的崇拜。

20世纪及以后，随着科技飞速发展，社会形态发生巨大变化。医疗日益专业化、技术化，各种新技术的应用使医患沟通发生困难。医疗的市场化，医生的信息优势及医疗事故的不断出现，都使医患之间的不信任加剧。另外，人权运动的发展使社会崇尚个人信念和自我表达，患者的自主决定权被提到相当高的程度。患者再不愿被视为无助与无知者，再不愿毫无保留地遵从医嘱。他们要求参与决定有关自己的治疗和照护行动，更要求以尽可能低的付出获取高品质的医疗服务。各国政府和有关机构开始制定了各种法律和法规以保障患者权利，其中很重要的是知情同意权。

今天，几乎所有文化和传统都已经认同的一个基本理念是：有关个人事务应由个人自主且自由地来加以决定。每个人的身体都不容侵犯。任何未经同意的治疗形同暴行，在许多国家的法律里甚至可能涉及侵犯人身或殴打。

虽然延续了几千年的医学伦理认为，医生的天职是尽可能挽救一个人的生命，虽然现在人们在行使医疗自主决定权时还有种种疑问和困境，如当拒绝治疗的要求危害公共利益时应如何办理？当涉及自杀、自残行为时，人有没有权利拒绝治疗？还有在我国常见的临终危重患者由于经济不堪重负而放弃治疗等。但在社会形态和医学模式都已经发生变化的今天，通过签署"生前预嘱"选择一种更接近自然状态的死亡，无论如何是一件非常人道的、不违背人们常识和道德的事情。

回顾历史，我们不难看到，建立在患者知情同意权和自主决定权上的，通过签署"生前预嘱"来选择自己在生命尽头要或不要哪种医疗照顾的方法，是文明的礼物，是现代社会、法律和伦理赋予人的基本权利。这种不是由任何人，而是由自己对自己做出的自主决定，最大限度地解放了我们的生命意识。

拓展阅读

生前预嘱推广协会，中国医学论坛报社，2015. 死亡如此多情Ⅱ：百位临床医生口述的临终事件［M］. 北京：生活·读书·新知三联书店.

（朱爱勇　王毅欣）

二、关于死亡教育的护理伦理

案例情景1

患者，男性，66岁，因肠梗阻和梗阻性黄疸急诊入住医院。体格检查：巩膜及皮肤黄染，右下腹轻压痛和肌紧张，左下腹触及一个直径4cm圆形质韧肿物，边界不清且随呼吸上下移动。综合CT、B超及胃镜检查结果，临床诊断结肠癌的可能性大，但不能完全排除淋巴瘤及十二指肠肿瘤，于是决定开腹探查。术中发现空肠近端壁上有直径5cm的肿物，肠系膜上有直径2cm的淋巴结肿大，空肠远端壁上有直径3cm的肿物，胰头附近有多个淋巴结肿大，胆总管扩张。活组织检查快速冰冻切片病检为恶性肿瘤，有淋巴结转移，因肿瘤已达晚期，失去了根治的可能性，故经术中讨论和遵循家属意见后进行了姑息性手术。

患者妻子65岁，健康状况良好，夫妇育有两儿一女，均已成家，家人平时都比较和睦。术后医护人员将病情告知了家属，家属不能接受，连问多次是否诊断有误，最后在医护人员的耐心解释下终于接受病情的事实，但当主治医生告知患者可能只有不到半年的时间时，家人完全崩溃，妻子当场晕厥……患者清醒后，看到一家人都守在他的病床前，似乎感觉到了什么，在他反复追问下家人无奈告知了他实情，患者完全没法接受即将到来的死亡……虽然患者已欠下医疗费8万元，但家属说卖房、卖车也不放弃继续治疗，恳请医生用最好的药、最现代的措施抢救和治疗，不愿意接受父亲将要死亡的事实。在患者和家属要求下，医院为患者制订了后续的化疗方案，但在第一个疗程还没有结束时，患者并发了肺部感染、左心衰竭，加上对死亡的恐惧，继发了应激性溃疡而致上消化道出血，虽经抢救，但因患者多器官功能衰竭最终救治无效带着对死亡的恐惧而离开人世。

从患者确诊到死亡的整个过程中，全家人都处于忙于凑集医疗费用的焦虑和期盼奇迹发生的紧张状态，所有人都回避死亡即将来临的事实。患者没有思考过自己的遗愿，并带着恐惧离开，家人还因观念冲突，打破了家庭的和睦氛围，导致一个儿子离婚，女儿和两个儿子因经济原因关系破裂。

案例思考

1. 该案例中患者和家属都在惧怕和回避什么？人生的这一发展规律能够被阻止吗？

2. 如果您是该患者的责任护士，你会用什么方式帮助患者和他的家人直面死亡，让患者不留遗憾地平静离开呢？

案例解析

1. 上述案例中的患者和家人都在恐惧和回避死亡。死亡是生命过程中不可抗拒的自然规律，人们可以按照自己的意愿选择各自的人生道路，但任何人都不能回避死亡，只有正确地、科学地认识死亡，树立正确的生死价值观，直面死亡，才能减轻对死亡的恐惧，帮助临终患者安详、舒适、有尊严而无遗憾地走到生命的终点，帮助家属正确面对生老病死的客观规律，增强心理承受能力，合理地安排好有限的时光，勇敢地正视疾病和死亡，并逐渐接受死亡的现实，从而减轻痛苦，提高生存质量，更好地促进临终关怀事业进一步发展。

在走向死亡的过程中，面临许多伦理问题。从上述案例中看出，患者因晚期肿瘤而导致肠梗阻和梗阻性黄疸，医务人员为解除患者痛苦和延长其生存时间进行姑息性手术是正确的选择。但是，当患者处于多器官功能衰竭、明知没有任何医治的希望，医务人员屈于家属的要求而不惜一切代价地抢救，这不符合生命质量论、生命价值论及公益论的伦理要求。家属缺乏医学知识，虽然医生已告知患者已没有了救治希望，但仍抱着一线微弱的希望要求不惜一切代价地抢救，家属的这种心理是可以理解的。但是，如何能让家属在较短的时间就能正确理解死亡现象并能做出最佳选择呢？这就需要医务人员和社会帮助民众正确地、科学地认识死亡，树立正确的生死价值观，这就是"死亡教育"的目的。

2. 作为该患者的责任护士，此时采用死亡教育的方式可以帮助患者和他的家属直面死亡，让患者不留遗憾地平静离开。死亡教育是将有关死亡、濒死及生命相关的知识传递给人们及社会的过程，是通过死亡现象、状态和方法进行客观分析，帮助人们正确地、科学地认识死亡，树立正确的生死价值观。国外学者认为死亡教育就是探讨生死关系的教学过程，它通过文化等方面，帮助人们正确地认识死亡，树立正确的死亡观；死亡教育是探讨死亡、濒死因素和生存之间关系的一个持续的过程；死亡教育是有关死亡、濒死与丧恸的教育。国内《医学伦理学辞典》认为，死亡教育是教会人如何认识和看待死亡的一种教育，但因文化禁忌等因素影响又称为"生死教育""生命教育""临终关怀教育"等。死亡教育起源于美国，以美国为首的西方多国及日本、韩国已在大、中、小学根据不同年龄对象开设死亡教育课程，学科趋向成熟，在人群中普及度高。我国死亡教育直到20世纪80年代才被学术界关注，国内因受到各种因素的束缚，发展比较缓慢。有学者把死亡教育用于晚期肿瘤患者身上，发现通过死亡教育的干预可以减轻肿瘤患者疲惫、疼痛、气促、便秘等症状，从而提高患者生存质量；解除患者对死亡的恐惧、担忧和悲观情绪；改善患者的人生观、价值观存在的不良认知及行为，提高了生活质量。晚期肿瘤患者作为离死亡最近的一个群体，忍受内心的煎熬、肉体的痛苦，往往是濒死的真实体验者，他们是最迫切需要死亡教育的群体。

案例情景 2

幼儿园里，一个叫蒂米的男孩患脑瘤去世了。老师黛尼尔让孩子们围坐在她身边，轻轻地告诉他们："脑瘤使蒂米的大脑停止了工作，使他的身体停止了工作。就这样，蒂米死了。"

之后当她分发学习用品或组织幼儿游戏时总有孩子说："老师，您忘了蒂米的那份。"她也总是回答："蒂米还在这儿吗?他还能回来吗?"孩子们终于知道：蒂米死了，不会再回来了。

想过把蒂米生前使用的小桌子搬走的黛尼尔，最后还是组织孩子们讨论如何使用蒂米的桌子。于是孩子们将蒂米的桌子放在了活动室的一角，摆上他生前最喜欢的恐龙玩具和与恐龙有关的书，并在每本书的扉页上写道："送给特别喜欢恐龙的我们的朋友——蒂米。"

孩子们最终明白：蒂米死了，不会再回来了，大家很悲伤，但蒂米和大家在一起的日子，大家永远难忘。

案例思考

1. 该案例幼儿园老师给孩子们进行死亡教育的目的是什么?
2. 开展死亡教育有什么伦理意义?
3. 护理人员应如何实施死亡教育?

案例解析

1. 凡是生命都要经过从生到死的自然过程，死亡是每个人的必然归宿，是不以人们意志为转移的客观规律，是生命的一个自然阶段。只有正确认识和了解了死亡的过程，才能激发人们思考生命的意义和价值。

案例中这位普通幼儿园老师给孩子们进行的"死亡教育"，其目的主要有帮助孩子们坦诚面对死亡的事实，正确认识死亡；同时把"死亡教育"作为了必要的情感教育的一部分；让孩子自幼接受死亡教育，就等于让他们真正理解生命的终结和存在，不仅能让他们毫无阴影地正确对待生死，通过努力做有意义的事情提升生命质量，也能有效降低未成年人死亡率。

2. 死亡教育的伦理意义

（1）帮助人们正视死亡、尊重死亡：死亡教育能使人们从观念上接受死亡，认识到死亡是每一个个体存在的终止，是每个人都无法逃避的仅有一次的现实，从而对死亡有所准备，以科学的态度，正视它并重视死亡的尊严和品质。

（2）消除死亡的神秘性，减轻对死亡的恐惧心理：死亡教育揭开了死亡的神秘面纱，增进人们对死亡现象与本质的认知，打破对死亡话题的禁忌，教育人们坦然地接受自我或至亲的离世，减轻或消除失落、悲伤、恐惧等不良情绪。

（3）有利于提高临终关怀的服务能力：护士与临终患者及家属接触最多，是直接面对死亡、处理死亡的人。死亡教育能使护士具有科学的死亡观，更好地帮助临终患者及其家属，提高临终关怀的服务质量。

（4）有助于解决安乐死的伦理难题：植物人、脑死亡、器官移植、安乐死等问题之所以成为目前医学伦理上的争议，是因为他涉及人们对生死的态度、价值观等相关问题。死亡教育能够促进科学的生死观与生命价值观的养成，有助于达成社会共识，解决相关生命伦理难题。

3. 护理人员开展死亡教育的措施

（1）加强患者和家属的死亡教育：加强临终患者及家属的死亡教育，在患者及其家属情绪稳定的时候与他们讨论有关死亡的话题，做到循序渐进，潜移默化，使患者及其家属能正视死亡，能最平静的心态度过人生的最后历程，减轻患者及其家属在面对死亡时焦虑及恐惧心理。指导患者家属发挥家庭支持系统的作用，满足患者对亲情的需要；创造安静而舒适的环境，避免患者的睡眠受到影响；为患者提供舒适护理，减轻并发症带来的不适。

（2）加强医护人员及护生的死亡教育：临终关怀与死亡教育是现代护理学需要研究的新学科、新课题，应对护理人员强化有关死亡教育知识、技能的培训，使他们了解晚期肝病患者的心理需求，掌握病情告知的原则和技巧，掌握症状控制、生死问题谈话与教育等相关知识，使死亡教育成为健康教育的一部分。

（3）提高全社会对死亡教育的关注：目前，我国的死亡教育刚刚起步，要想在全社会得到重视和认同，就必须全民关注。应努力发挥媒体的作用，在全社会普及死亡教育知识，减轻人们对死亡的恐惧，为死亡教育提供适宜的伦理环境。

知识拓展

关于"生命教育"缺失的思考

近年来，青少年自杀或者暴力行为层出不穷，翻看报纸、杂志或新闻媒体，总会有自杀或暴力伤害他人的消息充斥版面，小学、中学直至大学均有不同的案例，有研究数据表明，自杀在我国已成为位列第五位的死亡原因。而在 15～34 岁的人群中，自杀更成为首位死因。

为什么要选择自杀？遭遇了什么挫折？选择这样的方式解决问题，有想过亲人的感受吗？在屡见不鲜的自杀现象背后，大家关注更多的是心理健康的问题，因此，社会、家庭、学校有必要给学生补上关于"生命教育"这一课。

"生命教育"于 1968 年由美国学者杰·唐纳·华特士首次提出，在于让受教育者直接面对生命和人的生死问题，以达到实现自我生命的最大价值。而广义的生命教育其实是一种全人教育，它不仅涵盖了人从出生到死亡的整个过程及这一过程所涉及的各方面对生命的关注，还包括生存能力的培养和生命价值的提升，倡导认识生命的意义、尊重和珍惜生命、超越生命，从而提升人的生命质量，最终实现生命的价值。

选择自杀的人，多是因为不懂得生命的价值和意义，缺少对"生命的敬畏"。著名哲学家萨瓦特尔说过："认识死亡，才能更好地认识生命"。通过死亡教育可引导学生思考对死亡的认识、探讨关于死亡的看法和观点，消除对死亡的恐惧、焦虑心理，懂得生命的珍贵，懂得不能随意践踏生命，坦然面对自己与亲人及他人的死亡问题，增强受挫能力。所以，我们应该尝试从社会、家庭、学校等几方面补上"生命教育"这一课。

1. 发动全社会对"生命教育"的广泛参与　通过电视公益广告或广播等，在公交、地铁、车站等公共场所张贴公益宣传海报，广播、电视等新闻媒体经常插播公益广告，让大家充分了解居家、校园、社会、交通等安全常识，防止意外的发生及掌握意外发生时的应对措施，懂得生命的美好，从而敬畏生命、珍惜生命，对未来生活充满憧憬和期待。

2. 家庭教育在"生命教育"中占有重要作用　是不可缺少的重要组成部分，需引导家庭树立对子女进行生命教育的意识，在与孩子日常生活的接触中灌输给他们科学的生命教育观。家庭可通过生命的起源或以身边亲朋好友的离世为切入点，从小给孩子灌输"身体发肤，受之父母，不敢毁伤，孝之始也"的理念，引导他们理解生与死的意义，理解生命问题产生的根源及可采取解决问题的方法，从而关爱自己和他人，崇尚生命。

3. 学校的"生命教育"可以开设专门的课程，涵盖探究生命起源、生命的意义与价值等方面的内容　通过开展安全教育、青春期教育、心理教育、健康教育等主题班会的形式，引导并教育学生学会尊重他人、理解并热爱生命，培养积极向上的生活态度和正确的人生观；还可以通过举办"身残志坚、自强不息""顽强拼搏、奋发有为"等专题教育讲座，使青年学生感受到生命的顽强，感悟生命的价值，活出精彩的人生，创造美好的未来。

拓展阅读

巴斯卡利亚，2006. 一片叶子落下来：关于生命的故事［M］. 任溶溶，译. 海口：南海出版公司.

三、关于安乐死的护理伦理

案例情景 1

据媒体报道，50 余岁的某市居民朱女士不幸发生了一起交通事故。事故中朱女士受伤严重，随后被转到该市人民医院重症监护室抢救。很快，朱女士的儿女被医院告知朱女士已脑死亡，救治无望，建议家属放弃治疗或转入重症监护病房维持生命。朱女士的儿女表示转入重症监护病房。2 天后，朱女士之子郑某探视时拔掉了朱女士的呼吸管，说是帮助其母安乐死解脱痛苦，并阻止了医护人员抢救，医院方面报警，当地警方以涉嫌故意杀人将朱女士之子郑某刑事拘留。

此事件一经报道，引起了社会上关于我国现行法律对生命判定的争议及对安乐死相关规定缺失的讨论。

我国现行法律对生命的定义区分出生和死亡，出生采用独立呼吸说，死亡采用心跳停止加呼吸停止说。在现实条件下，其无法涵盖一些特殊情况，如脑死亡。朱女士去世后，医疗机构给出的死亡结论是脑死亡。基于此，其子郑某拔掉呼吸管算不算故意杀人便引发了争议。

无独有偶，由于我国现行司法实践中并没有将脑死亡认定为死亡，此前也曾引发出很多复杂案件。2014 年，江苏省南通市某乳业公司员工卿某在工作中突发急病，41 小时后医院确诊为脑死亡状态，用医疗器械维持其呼吸、心跳 6 天后，医院才正式出具死亡医学证明书。但由于卿某突发疾病至证明死亡已超过 48 小时，不符合《工伤保险条例》认定工伤或者视同工伤的情形，当地人社部门遂做出《不予认定工伤决定书》。当地法院也经审理认为，目前我国尚没有脑死亡的立法，脑死亡也没有正式引入临床或司法实践。无论在临床医学上还是在司法实践中，仍坚持以呼吸、心跳停止为判定死亡的标准。

全国政协委员、北京顺天德中医医院院长王承德说："现代医学认为，假如一个人已经进入脑死亡状态，那么就应该认定其已经死亡。"中国政法大学刑事司法学院教授阮齐林也向记者表示，假如一个人已经被确定死亡，那么对其所施行的任何行为都不应该被认定为故意杀人。但采访中，也有多位法律专家表示，除司法处决外，对人类进行生命剥夺就是触犯了故意杀人罪。就算朱女士在其子郑某拔管前已经脑死亡，依照现行法律，郑某仍涉嫌故意杀人。

案例思考

1. 你认为对于案例中患者儿子郑某的行为是帮助其母解脱还是涉嫌故意杀人？

2. 何谓安乐死？你认为安乐死应该合法化吗？

案例解析

1. 对上述案例郑某的行为界定要依据于判断死亡的标准而定。如果以"脑死亡标准"判定死亡，那么案例中死者儿子郑某的行为就不涉嫌故意杀人而是帮助其母解脱。但如果用"传统死亡标准"和我国现行法律来看，就算朱女士在其子郑某拔管前已经脑死亡，依照现行法律，郑某仍涉嫌故意杀人。

死亡是生命过程中不可抗拒的自然规律，人们可以按照自己的意愿选择各自的人生道路，但任何人都不能回避死亡。在判断死亡的过程中，经历了以下演变过程：

（1）死亡标准的演变：传统的判断死亡的标准心肺死亡标准。然而，随着科学的进步，心肺死亡标准受到越来越严重的挑战。人们在大量的医学实践中发现，心死不等同于人死。心脏停止跳动，但经抢救后心脏恢复跳动的成功病例很多；另外，心脏移植成功和人工心脏的临床应用告诉我们心脏死不等于人要死。因此，对传统的心肺死亡标准必须进行科学的再认识，制订更能反映死亡本质的新的死亡标准。1968 年，在世界第 22 次医学大会上，美国哈佛医学院特设委员会关于脑死亡的定义是 "脑功能不可逆性丧失"，并以此作为新的死亡标准。脑死亡标准所谓脑死亡是指全脑不可逆地丧失功能，包括大脑、小脑和脑干的功能。脑功能不可逆转的消失阶段，最终必然导致的病理死亡，也就是脑的功能停止先于呼吸和循环功能停止而引起的死亡。判定脑死亡标准即著名的哈佛标准如下：①对外界刺激和内部需要无感受性和反应性；②无自主的肌肉运动和自主呼吸；③无反射（主要是诱导反射）；④脑电波平直。以上 4 条标准持续 24 小时观察及反复测试结果无变化，而且要排除体温<32℃和服用过巴比妥类等中枢神经系统抑制剂的病例，即可宣布死亡。从传统的心肺死亡标准过渡到脑死亡标准，标志着人们对生命与死亡的认识更加科学化，对客观世界的认识又向前迈进了一步，人类将更加科学、更加理性地对待死亡。

（2）确立脑死亡标准的伦理意义：脑死亡作为死亡标准在临床中的应用具有重要的医学、伦理学、法学和社会学意义，有利于正确地、科学地确定死亡；脑死亡标准的确定，将使医学不去拖延死亡的过程，有利于医疗卫生资源的合理应用，全靠生命支持技术维持大脑不可逆转的无意识的植物状态生命，是无价值的；脑组织对缺血、缺氧最敏感，当缺氧还未引起其他器官、组织损害或坏死时，脑组织便出现死亡，所以依照脑死亡标准，有利于器官移植的顺利开展实现受体有益也对器官供体（死者）无害的伦理原则。

2. 上述案例引发的争议不仅仅是死亡认定，还有我国社会上已讨论数十年之久的"安乐死"立法问题。在我国，像朱女士这样失去意识、医治无望、肉体承担巨大痛苦、家庭承担极大经济负担的患者并不少见，这些患者家庭对于安乐死立法的呼声也最为强烈。

（1）安乐死的定义：安乐死源于希腊文，原意为"快乐的死亡"或"尊严的死亡"，是西方文明中处死那些身患不治之症、老年或身体严重畸形者的社会背景下产生的一个专门术语。

现代意义的安乐死是指对患有不治之症、濒临死亡又极度痛苦的患者，在患者或其家属的合理及迫切要求下，经过医生、权威的医学专家机构鉴定确定，符合法律规定和道德要求，按照法律程序，用人为的仁慈的医学方法使患者在无痛苦状态下度过死亡阶段而终结生命的临终处置方式。

按照安乐死的执行方式，分为主动（积极）安乐死和被动（消极）安乐死。主动（积极）安乐死是指对符合安乐死条件的患者，医生采取用药等医疗方法尽快结束患者痛苦的生命，让其安宁、舒适地死去。被动（消极）安乐死是指对符合安乐死条件的患者，停止或撤销其治疗和抢救措施，任其自然死亡，即不以人工干预的方法来延长患者痛苦的死亡过程。按照是不是患者自愿同意分类，分为自愿安乐死和非自愿安乐死。自愿安乐死是指患者在意识清楚的情况下有过或以任何形式表达过同意安乐死的愿望。非自愿安乐死是指患者没有表达过同意安乐死，这种情况主要是针对那些无行为能力的患者（如婴儿、昏迷不醒的患者、精神疾病患者和行为能力严重低下者）实行安乐死，这些患者无法表达自己的要求、愿望和意见，只能由医生、家属和权威机构依据实际情况决定是否实施安乐死。

实施安乐死必须遵循以下操作原则：①客观性原则：接受安乐死者必须是当时医学上公认已患绝症、濒临死亡且痛苦不堪的患者；②自主性原则：患者有请求安乐死解脱痛苦之诚挚意愿，即使有亲属的意见也必须保证绝不违背患者的自愿；③目的性原则：实行安乐死的目的必须是出于对患者的同情与帮助、出于对患者死亡权利和个人尊严的尊重；④专业化原则：安乐死必须由熟知相关法律法规的资深法学家、伦理学家及社会学专家组成的审批委员会审批；⑤法制化原则：安乐死的申请、受理、审批和执行必须受法律的全程监控。

（2）安乐死的历史发展和合法化过程：19 世纪，安乐死被视为一种减轻死者不幸的特殊医护措施而被运用于现实实践中，现代意义上的安乐死由此开始。1935年，英国成立了第一个"安乐死合法化委员会"。第二次世界大战期间德国纳粹分子利用"安乐死"的名义进行了大规模的对于非日耳曼种族的屠杀，致使安乐死销声匿迹。自 20 世纪 50 年代起，西方一些法律理念先进的国家开始尝试为安乐死立法。1976 年，美国加利福尼亚州颁布了人类历史上第一个有关安乐死的法案——《自然死亡法》，首次为被动安乐死的实施确定合法地位，揭开了人类安乐死立法的序幕。目前安乐死合法化的国家和地区有：荷兰、比利时、日本、瑞士、美国俄勒冈州、美国华盛顿州等国家和地区。即便是在允许安乐死的国家，实施安乐死的条件和程序要求都非常高。

目前我国法律未将安乐死列为合法化。人们对于安乐死合法化的顾虑主要在于安乐死可能会成为杀人合法的武器，不排除有人可能利用相关法律的漏洞达到杀害患者而不受法律惩罚的目的。这启示安乐死不是一个简单的医学问题，而是一个复杂的伦理问题，目前在我国法制建设尚需完善的情况下，不宜广泛推行这一观念。同时，只有在人们的认识水平提升到相当高的程度以后，安乐死才可能立法，也只有立了法，才可能真正实施。立法过程必须严格把控，始终将人民的生命权放在第一位。当今我国医学界、伦理界、法律界及社会各界针对安乐死问题是否合理、合法的讨论仍然十分激烈，一直是社会各界争论的热门话题。目前，大致有以下两种不同的观点。

1）支持安乐死的观点：支持安乐死的观点认为安乐死符合人道主义原则，当一个患者治愈无望，并且遭受着肉体和精神上的极端痛苦时，勉强延长的不是生命的美好，而是"生不如死"的痛苦煎熬，既然医学的努力已毫无意义，与其让精神和肉体经受不堪的磨难，不如主动结束生命，以换来人格上的尊严和面对死亡的坦然。实施安乐死以解除肉体和精神上的痛苦，符合人道主义原则；安乐死符合公益、公正原则，安乐死的实施，既可避免社会卫生资源的浪费，又可以将有限的卫生资源用于能生还的患者和其他卫生保健事业上，充分发挥资源的效率和效益，这对于患者、家庭和社会的意义是一致的；安乐死符合尊重原则，人有生的权利，也有选择死的自由，尊重人死亡的权利，实现的是以人为本的原则。人有权利死得庄严、死得安详。死亡是生命中的最后一步，安乐死的自我选择，是人类对生命的理性追求，是社会进步和人类文明的标志。

2）反对安乐死的观点：支持安乐死的观点认为安乐死违背现行法律，我国法律规定只有法律部门才能定罪结束人的生命，其他任何部门或个人均没有这个权利，而安乐死在我国尚未立法，由医务人员或者患者家属来执行安乐死是非法的，无异于杀人，上述案例坚持郑某涉嫌故意杀人的判定基于这个依据；另外，救死扶伤是医务人员的神圣职责，在任何情况下，医务人员只能延长患者生命，不可促进其死亡；"不可逆转"是一个相对概念，随着医学进步，许多"不可逆转""不可救治"的患者都可进入"可逆转""可救治"的范围。而且，如果实施安乐死，在一定程度上将导致医务人员放弃根治"不治之症"的探索，将妨碍医学科研的发展。

案例情景 2

1986 年 6 月 23 日，患者夏某因肝硬化晚期腹胀伴严重腹水，被送进陕西汉中市某医院。到了医院，医生根据患者的症状和体征，给出诊断为肝硬化晚期、肝性脑病、渗出性溃疡并发压疮。入院当天，医院就给夏某的家人发了病危通知书，同时也在积极采取措施，全力进行抢救。在医生给夏某用药之后，她的症状稍有缓解，但仍感到疼痛难忍，痛不欲生。由于多年病痛的折磨，患者入院时已骨瘦如柴，常年卧病在床，致使骶尾部和后背多处压疮并且已经开始溃烂，轻微翻动，就感到疼痛难忍；腹腔积液增加很快，每天腹胀明显，动弹不得，十分难受，痛不欲生，患者数次要拿裤带把自己勒死……子女们看着母亲痛苦不堪，患者儿子王某和妹妹觉得母亲被病痛折磨得痛不欲生，遂要求医生对其母亲实施安乐死。6 月 28 日，在王某等一再的央求下，医生蒲某开了一张 100ml 的复方氯丙嗪的处方，并注明"家属要求安乐死"，王某在上面签了字，当天中午至下午，该院实习生蔡某和值班护士分两次给患者注射氯丙嗪，次日凌晨 5 点患者死亡。患者死后，王某的 2 个姐姐向公安局、检察院控告医生蒲某故意杀人。同年 9 月，检察院以故意杀人罪将蒲某和王某批准逮捕，并于 1988 年 2 月向法院提起公诉。

1990 年 3 月，汉中市人民法院对此案进行了公开审理，并报至最高人民法院。最高人民法院于 1991 年 2 月 28 日批复陕西省高级人民法院："你院请求的蒲某，王某故意杀人一案，经高法讨论认为：安乐死的定性问题有待立法解决，就本案的具体情节，不提安乐死问题，可以依照《刑法》第十三条的规定，对蒲某，王某的行为不做犯罪处理。"1991 年 4 月 6 日，汉中市人民法院做出一审判决："被告人王某在其母夏某病危难愈的情况下，产生并且再三要求主治医生蒲某为其母注射药物，让其无痛苦地死去，其行为显属剥夺其母生命权利的故意行为，但情节显著轻微，危害不大，不构成犯罪。被告人蒲某在王某再三要求下，同其他医生先后向危重患者夏某注射加速死亡的药物，对夏某的死亡起了一定的促进作用，其行为已属剥夺公民生命权利的故意行为，但情节显著轻微，危害不大，不构成犯罪。依照《刑法》第十三条，宣告蒲某、王某二人无罪。"一审后，汉中市人民检察院对一审判决两名被告行为不构成犯罪提起抗诉；蒲某和王某则对一审判决认定其行为属于违法行为不服提起上诉，汉中地区中级人民法院于 1992 年 3 月 25 日二审裁定，驳回汉中市人民检察院的抗诉和蒲某、王某的上诉，维持汉中市人民法院的刑事判决。

另外，事隔近 18 年后，2004 年 5 月，当初要求为母亲实施安乐死的王某患胃癌并转移，向医院提出安乐死，被医院拒绝。2004 年 8 月 3 日，王某病逝。

案例思考

1. 案例中蒲医生在患者家属的恳求下为患者实施了什么安乐死？医生应该为患者执行安乐死吗？

2. 患者有选择死亡方式的权利吗？患者家属是否有权利为其选择安乐死？

案例解析

1. 本案例患者夏某，在被疾病折磨的过程中，十分难受，痛不欲生，几次要拿裤带把自己勒死……这表明，到了濒死期的夏某因无法忍受疼痛而产生了死亡的意愿，医生蒲某在其家属（儿子和小女儿）的要求下，为患者下医嘱注射了氯丙嗪，以加速她的死亡过程，结束她的痛苦，所以，这是患者本人自愿的、由医务人员执行的积极安乐死，或者称为主动安乐死。

医者是否应当为患者执行安乐死，这是一个伦理难题。医者的职业道德是救死扶伤，而不是帮助人死亡。所以，在谈论这个问题之前，我们认为有必要首先辨析何为"医德"，才能搞清楚安乐死是否违背医德。"救死扶伤"，历来被视为医者的医道和医德的根本体现，"人命至重，重于千金"，医者"仁心""仁术"等，这些都是数千年来医者严谨恪守的职业道德。当安乐死的问题出现，给传统经典医德带来了巨大的冲击，医者不仅没有救治患者的生命，反而却通过实施安乐死加速了患者的死亡，这是不是违反医者救死扶伤的医德？西方文艺复兴之后，人道主义盛行，以人为本，重视人的意愿、权利等要求日益凸显，维护人的生命与权利，自然成了人道主义的应有之务。然而，赞成安乐死的人认为，患者其生命已处于濒死期，他们不仅没有生还的希望，还备受疾病的折磨，痛苦不堪。医者面对这样的患者，尽管可以依赖现代科技手段，维持患者的生命状态，但与此同时，也将患者置于疾病的痛苦之中，这难道没有违背医学道德吗？面对被疾病折磨得痛苦不堪的患者，如果医者能够帮助他们早日结束痛苦的濒死期，使患者安详、宁静地与世长辞，这样做，难道不符合人道吗？对这一问题的讨论，又引申出一系列的伦理问题，即在现代医学不断发展的条件下，如何权衡医道与人道？如何判断生命神圣与生命质量？是否只要患者的生命迹象存在，不管他们痛苦与否，医者都应遵循生命神圣的原则去竭力救治呢？在医道中，能否也包含医者为了解除濒死患者的痛苦，在患者的主动要求下，采取仁慈致死的方式，早日结束他们痛苦的生命呢？尽管有一部分人赞成安乐死，但是，由于大部分人深受忠孝、讳死、亲情等传统生死观念的影响，再因安乐死的应用有可能造成道德滑坡和社会危害等问题都显示在我国安乐死立法时机还未成熟，既然还未立法，所以医生就不应该为患者实施安乐死，如果将来立法了，也应有专业人员来实施安乐死。

2. 患者有选择死亡方式的权利吗？尊重人的自主权与自由选择，是人的尊严与权利的体现。本案例中，患者夏某被医生确诊为：肝硬化晚期，肝性脑病，渗出性溃疡并压疮……，入院当天，医院就给患者的家属发了病危通知书。可见，对于夏某的病，现代医学是无法治愈且已进入濒死状态，也就是说已经进入死亡阶段，只是不能确定她最终死亡的时间及死亡时的痛苦程度。死亡的结果是一致的，但死亡的方式可以有所不同。有的人希望早日结束病痛，以安详的姿态，有尊严的方式平静、安宁地离开人世，有的人则宁愿承受身心的痛苦，顽强地与病魔做最后的斗争。这些都是根据人的价值判断，以及人们所处的社会环境所做出的选择，都应得到尊重。中国传统道德鼓励患者不屈服于病魔，要积极乐观地与疾病做斗争，这固然是美好的道德理想与道德信念，但是，在不堪忍受疾病的折磨，想要提前放弃生命，如案例中夏某，撕心裂肺地惨叫想死，数次都要用裤带把自己勒死的这种情况是真心希望早日结束病痛，已经放弃了与疾病做斗争的勇气和力量，想选择一种加速走向死亡的方式，以结束自己生不如死的状态也应得到尊重。赞成安乐死的人，尊重患者选择死亡方式的自主权，也是对患者选择有尊严的、无痛苦的死的方式的尊重。

　　患者家属是否有权为其选择安乐死？　由于一个人的死亡，牵涉到了个人、家庭、社会，并不属于个人的道德范畴。但是，由于安乐死毕竟是要结束一个人的生命，涉及人的"生命权"，所以个人的选择是决定安乐死的前提与基础，也就是说，安乐死必须经过本人自主决定，而不能由他人代替决定，患者家属没有权利为患者选择安乐死。有在本人决定选择安乐死的基础上，才能讨论安乐死是否应由家属决定。本案中，夏某虽然数次要求死亡，甚至找机会寻死，但她并没有说出"我要安乐死"的请求，而是她的儿子王某，看到母亲痛不欲生的惨状，冒着"不孝"的舆论压力，为母亲选择以安乐死的方式结束其痛苦的生命。王某为母亲做出实施安乐死的决定，是基于母亲自身想摆脱疾病的折磨而做出的，其选择安乐死的目的，不是出于对母亲的嫌弃，或者经济上的原因，而是以帮助母亲结束痛苦的生命为目的。由此可以认为王某只是帮其母亲跟医师表达了想实施安乐死的愿望并代他母亲恳请医师，而不是代他母亲决定实施安乐死。

知识拓展

我国关于安乐死态度的现状及立法思考

一、我国关于安乐死态度的现状

　　无论是安乐死合法化或非法化，在我国均没有相关立法规定。在现实中存在私自实施安乐死的行为，且实践中都有司法案例，这些案例均有如下特征：①患者身患绝症，饱受病痛折磨，经济上难以负担；②安乐死的实施者自称是出于对患者的关怀与爱而采取这一行为；③司法裁决往往减轻处罚。当前我国关于消极安乐死的法律条文仍未成稿，所以放弃治疗尚未被允许。消极安乐死可以被判定为故意杀人行为。然而，现实中由于受医疗技术水平、医疗资源以及经济能力等限制，我国民间安乐死的案例依旧屡屡发生。出于人道主义，合法化安乐死符合民意。但另一方面，草率的决定也会使这一关怀政策成为不法分子达成目的却又不受法律惩罚的武器。

尽管在法律上没有相关安乐死的明文规定，但关于安乐死的讨论在民间方兴未艾。《成都市民对安乐死态度的流行病学调查》结果显示，138名成都市民对安乐死态度的赞成率为 58.7%，这一调查结果表明随着社会的发展、文明程度的提高，人们对生活质量的要求有所提高，社会价值中的生死观也有了一定程度的转变，不仅要求"优生"，也希望"优死"。而且从调查结果中可以看出，年轻人对于安乐死的接受程度普遍较高。总体而言，社会对安乐死的关注度和需求不断提高，相关的声音也不断涌现出来。安乐死已经成为我国社会发展路程上一个不可忽视的话题。

鉴于我国法律建设在安乐死方面尚不成熟，在讨论相关立法时可以适当参考他国情况。安乐死合法化国家目前主要有荷兰、比利时、瑞士、卢森堡、加拿大和日本。其中荷兰、比利时和卢森堡有明确规定允许安乐死，而日本和瑞士则有所不同。瑞士的法律将辅助自然及被动安乐死合法化，而主动安乐死和积极安乐死尚未合法。日本虽没有法律明确规定可以实施安乐死，但司法实践中认可了积极安乐死合法性，其限制条件也是极其严格。而作为世界上首个实现安乐死合法化国家的荷兰，经过长达20年的讨论与酝酿，终于在2001年4月通过了《关于终结生命与自杀帮助的法律》。根据这一成文法律，当情况同时满足六个条件时，医生就可以对患者实行积极安乐死而不被刑法处罚。由此可见，在允许安乐死合法化的国家，尽管允许的程度不同，对于安乐死的法律规定都是同样严谨，其法律条文中所注意到的问题，我国在立法时也应该考虑。

我国人口众多，各个地区社会情况不同，可考虑不同省份和地区实行不同的安乐死立法。联邦制国家多采用这种立法形式，其中最为典型的为美国。在美国的大多数地区中积极安乐死是不被法律允许的，但患者有权拒绝治疗，若患者要求，医院可以给予其适当的疼痛管理，即使患者的死亡会因为他们的选择而急速，即概念上的被动安乐死。此外，无效的治疗方法（如生命支持仪器），根据联邦法律和大多数州的法律，只有得到患者的知情同意或在患者无行为能力，让他的监护人知情同意的情况下才可以撤除，这也使患者在一定程度上拥有对自己死亡的掌控权。而在俄勒冈州、佛蒙特州、华盛顿、新墨西哥州和蒙大拿州，协助自杀也是合法行为。但鉴于美国联邦制度与我国制度的区别，以及两国在行政方面成熟程度的差异，我国对该立法类型的移用需结合我国国情。

二、关于我国安乐死合法化的立法设想

安乐死合法化不是一蹴而就的，荷兰能够成为世界上第一个安乐死合法化的国家，并非偶然。其中至少包括以下几个因素：第一，实用、开放、宽容的价值观念；第二，宗教观念的淡泊；第三，完善的社会保障制度、医疗保障制度；第四，和谐的医患关系；第五，安乐死的历史传统。这些因素多数都是我国目前所不具备的，甚至有些是当前严重的社会问题，可见贸然在我国实施与荷兰相仿的安乐死立法是不可行的。

人们对于安乐死的顾虑主要在于安乐死合法化可能会成为杀人的武器，一些对患者心怀不轨的人可能利用相关法律的漏洞达到杀害患者而不受法律惩罚的目的。与此同时，一些"物权高于人权"的反人权主义也会随之出现，为了"节约社会资源"，一些残疾人、精神疾病患者和带有先天疾病的婴儿也会在没有取得本人同意的情况下"被安乐死"，只是因为在大众眼里他们没有社会价值。立法的过程中需要严格规定实施安乐死必须符合的标准，并且对实施的步骤进行严格把关。在立法过程中，始终将人权放在第一位。

对于安乐死的立法，我国可以先从更易被接受、更适合我国现状的临终关怀入手。因为安乐死的话题的敏感性，作为对其补充发展的临终关怀出现在大众视野中，它比安乐死更接近"幸福、快乐地死亡"的宗旨，也更易为当前的中国社会所接受，与我国国情及社会价值相契合。

现今有许多慈善机构捐资解决临终关怀面临的问题，但由于地区发展差异等因素，临终关怀在我国的发展依然只局限于个别省区，较多饱受病痛折磨的患者仍然无法享受这种服务。即使享有这些服务，一定程度上消除了生理疼痛，但心理层面上病痛带来的痛苦目前依然没有有效的处理方法。

由此可见，尽管看似合适，但临终关怀始终只是安乐死法律进程中过渡期的一项措施，最终，我国仍然需要制定关于安乐死的相关法律法规。

拓展阅读

科恩，2018. 死亡的视线［M］. 孙伟，译. 北京：北京时代华文书局.

（唐庆蓉）

参 考 文 献

曹阳，2011. 放弃治疗新生儿的国外法学与伦理思考［J］. 医学与哲学：人文社会医学版，
　　32（21）：17-18，21.

陈小平，赵增宝，董晓斐，2014. 关于高危新生儿临床救治的伦理思考［J］. 中国医学伦理学，
　　27（3）：352-354.

戴晓婧，卢慧芳，付俊，2016. 住院患者对护理工作中伦理问题的认知现状及对策［J］. 华南
　　国防医学杂志，30（3）：172-174.

韩琳，马玉霞. 临床护理工作中常见的伦理困境及典型案例分析［J］. 中国实用护理杂志，2016，
　　32（36）：2819-2822.

姜楠，李小寒，范玲，2016. 以家庭为中心的护理模式在儿科的应用现状［J］. 护理研究，
　　30（3）：264-270.

姜小鹰，刘峻荣，2017. 护理伦理学［M］. 2版. 北京：人民卫生出版社.

李高飞，蒋锋，2017. 儿童药物临床试验中的知情同意问题研究进展［J］. 山西医药杂志，
　　46（11）：1297-1299.

李宁，2007. 浅析儿童权利的法律保护［D］. 济南：山东大学.

刘慧，朱玉容，2018. 我国护理伦理学教育现状及原因分析［J］. 心理月刊，（10）：66.

科恩，2018. 死亡的视线［M］. 孙伟，译. 北京：北京时代华文书局.

楼建华，吴媚斯，徐红，等，2010. 护理人员照顾临终患者时的伦理困惑和应对方式［J］. 中
　　华护理杂志，45（5）：441-443.

鲁春丽，刘建平，2018. 医患共同决策在临床研究和实践中的应用［J］. 中国医学伦理学，
　　31（1）：24-27.

秦敬民，李玲，2015. 护理伦理［M］. 北京：高等教育出版社.

饶洪，张会萍，2018. 孙思邈医德思想的基本原则［J］. 中医学报，9（33）：1672-1674.

邵肖梅，叶鸿瑁，丘小汕，2011. 实用新生儿学［M］. 北京：人民卫生出版社.

唐庆蓉，彭幼清，2017. 护士人文素养［M］. 北京：科学出版社.

王罕琪，俞今晶，张晨，等，2013. 护理人员护理伦理知识及应对伦理问题能力的调查［J］. 中
　　国医学伦理学，26（5）：580-582.

伍永慧，施雁，2012. 我国护理伦理学教育现状及原因分析［J］. 中国医学伦理学，25（4）：
　　447-448.

杨永华，王家宜，刘小红，2018. 关于儿童恶性肿瘤放弃治疗的伦理学思考［J］. 中国医学伦
　　理学，31（1）：45-49.

伊裕君，林丽英，卢小珏，1999. 护理伦理概论［M］. 北京：科学技术文献出版社.

张春霞，官计，龙霖，等，2018. 基于威尔逊道德教育理论的多元教学模式在本科职业道德教
　　育中的应用［J］. 护理研究，32（2）：252-255.

张楠，梁立智，2019. 科层制下患者参与临床决策的伦理问题探究 ［J］. 中国医学伦理学，
　　32（9）：1132-1136.

张新宇，周洁，樊民胜，2009. 护理伦理困境浅析 ［J］. 中国医学伦理学，22（3）：109-110.

赵燕，张倩，梁立智，2018. "患者参与"临床决策的理论与实践问题研究 ［J］. 中国医学伦理
　　学，31（6）：799-803.

周吉银，徐剑铖，刘丹，等，2017. 涉及儿童临床科研的知情同意 ［J］. 中国医学伦理学，
　　30（11）：1381-1386.